超声引导肌骨疾病及疼痛介入治疗

主　编　卢　漫

副主编　姜义彬　成雪晴

参　编　（按姓氏笔画排序）

王　璐　王诗诗　卢　漫　成雪晴　庄　敏

李　娟　胡子星　胡紫玥　姜义彬　戴九龙

人民卫生出版社

·北京·

图书在版编目（CIP）数据

超声引导肌骨疾病及疼痛介入治疗 / 卢漫主编 . —
北京：人民卫生出版社，2023.4
ISBN 978-7-117-33900-1

Ⅰ. ①超… Ⅱ. ①卢… Ⅲ. ①超声波疗法 – 应用 – 肌
肉疾病 – 介入性治疗②超声波疗法 – 应用 – 骨疾病 – 介入
性治疗 Ⅳ. ①R680.5

中国版本图书馆 CIP 数据核字（2022）第 199875 号

人卫智网	www.ipmph.com	医学教育、学术、考试、健康， 购书智慧智能综合服务平台
人卫官网	www.pmph.com	人卫官方资讯发布平台

超声引导肌骨疾病及疼痛介入治疗

Chaosheng Yindao Jigu Jibing ji Tengtong Jieru Zhiliao

主　　编：卢　漫
出版发行：人民卫生出版社（中继线 010-59780011）
地　　址：北京市朝阳区潘家园南里 19 号
邮　　编：100021
E - mail：pmph @ pmph.com
购书热线：010-59787592　010-59787584　010-65264830
印　　刷：中煤（北京）印务有限公司
经　　销：新华书店
开　　本：889×1194　1/16　印张：9
字　　数：201 千字
版　　次：2023 年 4 月第 1 版
印　　次：2023 年 5 月第 1 次印刷
标准书号：ISBN 978-7-117-33900-1
定　　价：129.00 元

打击盗版举报电话：010-59787491　E-mail：WQ @ pmph.com
质量问题联系电话：010-59787234　E-mail：zhiliang @ pmph.com
数字融合服务电话：4001118166　E-mail：zengzhi @ pmph.com

前　言

近二十多年，随着超声仪器的不断发展，肌骨超声发展迅速，应用范围越来越广。超声软组织分辨率高，能清晰显示肌肉、肌腱、神经、韧带、关节等肌肉骨骼系统解剖结构，并能准确观察其病变部位、范围、与周围组织关系等。因其具有无辐射、经济、无创、操作简单、短期内可反复检查、重复性好、能实时动态监测等优点，不仅可以对肌骨疾病进行定位及定性的诊断，而且还可以行超声引导下可视化治疗，其作用越来越受到临床的重视，在中医、康复、疼痛、风湿、骨科、美容等领域发挥着重要的作用。

笔者于 2008 年汶川地震后将肌骨超声应用于地震伤员的肢体挤压伤及神经损伤的诊断和疗效评估。2011 年从加拿大西安大略大学留学回国后，开始从事肌骨超声介入治疗工作，从最初的摸索阶段到能够熟练掌握各项肌骨介入技术，在此过程中始终坚持在传承中创新。曾主译《超声引导下肌骨介入治疗》，参编《中国肌骨超声检查指南》《骨关节医学与康复》《黑色素瘤》《运动系统影像诊断学》《肌肉骨骼疑难疾病超声诊断》，以及 *Musculoskeletal Ultrasound*（第 3 版）等肌骨疾病相关著作。随着对肌骨介入治疗病例及经验的不断累积，笔者逐渐将其汇总、整理，并组织团队经过精心编撰、反复修改和校对，使得书籍终于付梓。希望本书的出版，可为超声科、康复科、疼痛科、骨科、风湿科等医师开展超声引导肌骨疾病及疼痛介入治疗提供一定帮助。

在本书即将出版之际，感谢团队的共同努力。虽然在成稿后多次审读，但问题和错误在所难免，敬请各位读者指正，谢谢！

四川省肿瘤医院超声医学中心　卢漫

2023 年 2 月

目　　录

第一章 总 论

一、概述

与 X 线、CT、MRI 等医学影像学技术相比,超声具有无辐射、经济、方便、可动态检查等优势,在肌肉骨骼系统疾病的诊断和治疗中具有不可替代的重要作用。随着超声探头分辨率的不断提高,超声已经达到能显示人体细小指神经的水平。超声不仅能准确评估肌骨系统包括关节、肌腱、韧带、滑囊、周围神经等结构的病变情况,还能实时引导完成对病变区域的可视化精准治疗。超声不仅是超声医师的诊断"武器",也是骨科、康复科、麻醉科、疼痛科等临床医生的"第三只眼"。超声引导下肌骨介入治疗具有广泛的临床需求,大量文献报道显示,超声引导下肩、膝、髋等关节腔、滑囊、腱鞘及足底筋膜等部位注射的准确率明显高于体表定位或透视引导下注射。

二、肌骨超声介入治疗的原理

超声引导下肌骨介入治疗是在实时超声引导下,将穿刺针准确刺入病变相应的关节腔、滑囊、腱鞘或肌腱等部位,进行液体抽吸、药物注射、针刺、切割或松解等操作,一方面能使针尖准确到达靶目标,另一方面能避开穿刺路径上的重要的血管神经等结构,既能提高穿刺准确率,又能保证介入治疗的安全性,通过改善患者局部疼痛、减少疼痛持续时间、延长疼痛缓解时间等进一步提高临床疗效、改善预后。

有观点认为,超声引导下介入治疗增加了患者的治疗费用,且对多数部位的注射是不必要的。但是,大量研究结果表明,超声引导能明显提高穿刺准确率,更有效地缓解疼痛,保证治疗的安全性,从而减少不必要的随访复查和反复注射次数,降低医生和患者的总体成本。因此无论是对医生还是对患者,超声引导下介入治疗都是有意义的。

三、肌骨超声介入治疗的适应证

肌骨超声介入治疗主要包括超声引导下关节病变的治疗、超声引导下囊性病变的治疗、超声引导下肌腱炎/腱鞘炎的治疗,以及超声引导下神经阻滞等。此外,还有超声引导下腕管松解治疗、钙化性肌腱炎捣碎冲洗治疗、莫顿神经瘤注射治疗等。

1. 超声引导下关节病变的治疗 超声引导下关节病变的治疗方式包括关节腔液体抽吸和/或药物注射。不明原因的关节腔积液可抽吸液体标本送检,感染性关节炎可抽取积液进行细菌培养和药敏实验。关节腔内的药物注射一定要谨慎,结核性关节炎是类固醇注射的禁忌。

超声引导下关节腔注射的常用药物有类固醇激素、玻璃酸钠注射液等。对于类风湿性关节炎、痛风性关节炎、银屑病性关节炎等引起的关节腔积液、滑膜增生、滑膜炎或关节周围滑囊病变,应该将关节腔积液抽吸干净后再注入类固醇激素治疗;对于骨性关节炎引起的关节疼痛、肿胀、僵硬等症状,经理疗、休息、抗炎等保守治疗无效的患者,可给予玻璃酸钠注射液以补充关节内滑液、保护关节软骨,缓解症状。

2. 超声引导下囊性病变的治疗 治疗方式主要包括囊性病变抽吸和/或注射药物,适应证包括腱鞘囊肿、滑膜囊肿、半月板囊肿、肌肉血肿、脓肿以及各种滑囊积液(如腘窝囊肿、髋关节滑膜囊肿等)、滑囊炎(如鹰嘴滑囊炎、坐骨结节滑囊炎、髌前滑囊炎等)。

对于腘窝囊肿及滑囊炎引起滑囊积液者,一般先将液体抽尽,常常为黄色或淡红色液体或混有絮状滑膜增生组织,而后可用适量生理盐水冲洗并注入皮质类固醇药物。腱鞘囊肿/滑膜囊肿囊内容常黏稠呈胶冻状,当囊液黏稠无法抽出时,可于囊腔内注入适量生理盐水反复替换,或使用较粗的16G穿刺针抽吸,或破窗后用手加压挤出;当囊腔内呈分隔状时,用穿刺针尖反复多点刺破分隔后再抽吸、冲洗。对于小于1cm且无明显症状的囊肿,可随访观察。对于血肿,超声引导下将血肿抽吸干净后,需加压包扎。对于脓肿,抽吸的液体需送检,抽吸干净后,可用生理盐水缓慢反复冲洗。

超声引导下抽吸和注入药物具有无创、精准、费用低等优势,由于穿刺针通过皮肤仅留下针眼大小的创口,既能避免外科手术带来的皮肤瘢痕,又能有效减少感染发生的概率,尤其是囊性团块周围有神经经过时,手术后的瘢痕可导致神经粘连卡压,可视化微创治疗可避开神经及血管,安全有效,避免术后并发症。

3. 超声引导下肌腱炎/腱鞘炎的治疗 治疗方式主要包括肌腱针刺、腱周注射、腱鞘内注射等。适应证包括经休息、服用镇痛药或理疗仍不能缓解症状的各种急/慢性肌腱炎、腱鞘炎或肌腱病等。

超声引导下肌腱针刺治疗是将穿刺针尖刺入肌腱病变区域内,并反复提插完成对整个病变区域的针刺,必要时可对骨膜进针针刺,使其形成无菌性炎症,以促进肌腱的炎症吸收,常用于网球肘、高尔夫球肘、股四头肌肌腱损伤、髌腱病等肌腱末端病的治疗,尤其是肌腱内钙化灶的捣碎和生理盐水冲洗治疗,有利于钙化灶的吸收,是治疗钙化灶肌腱炎的有效方法。

超声引导下腱周注射是将类固醇激素注射在肌腱病变区域表面的腱旁组织,以减轻炎症反应,缓解疼痛,常用于网球肘、高尔夫球肘、跟腱炎、股四头肌肌腱损伤等的治疗。腱鞘内注射是将类固醇激素注入肌腱的腱鞘内,使药物在腱鞘内弥散分布,减轻腱鞘炎症反应,缓解疼痛,改善症状,常用于胫后肌腱腱鞘炎、腓骨长短肌腱腱鞘炎、指屈肌腱腱鞘炎等的治疗。

此外,狭窄性腱鞘炎可行超声引导下 A1 滑车或粘连处松解治疗,避免小针刀松解导致肌腱断裂风险。

4. 超声引导下周围神经松解的治疗 由于先天或后天原因,如外伤、手术等,导致周围神经粘连、卡压。对于以上情况,超声不仅可以判断神经损伤的原因、部位及程度,还可以在超声可视化下松解粘连或卡压,有利于改善神经的血液循环,促进神经功能的恢复。

5. 超声引导下神经阻滞或毁损的治疗 超声引导下神经周围注射药物,治疗、阻滞或毁损神经(神经节/神经丛),常应用于术中局部麻醉、调节自主神经功能、阻断疼痛传导治疗顽固性疼痛或癌痛等。如超声引导下莫顿神经瘤注射、梨状肌注射、腹腔神经丛阻滞或毁损、颈神经根阻滞、星状神经节阻滞等。

6. 超声引导下富含血小板血浆疗法 超声引导下富含血小板血浆(platelets-rich plasma,PRP)疗法是指将患者自体血液离心处理后获得的含高浓度的血小板血浆,在无菌操作下经超声引导将 PRP 注射到关节腔或其他组织的治疗方式。局部的血小板激活后能分泌多种生长因子,其中白细胞和单核细胞可防止感染,纤维蛋白能在局部构建组织修复所需的三维结构,提供了更好的修复环境,从而促进和加速组织修复。PRP 是自源性的,无疾病感染风险及免疫反应。

7. 超声引导下消融治疗 随着超声介入技术的发展,超声引导下热消融治疗应用范围越来越广。在超声引导下经皮肤将微波、射频、激光、等离子等消融针插入靶器官,消融时升高局部温度,达到手术切除效果。临床已广泛应用于甲状腺结节、甲状旁腺结节、乳腺结节、肝癌、肾癌、子宫肌瘤、子宫腺肌病等消融治疗。在肌骨方面,可应用于神经毁损、血管瘤、血管球瘤、脂肪瘤等浅表肿瘤及骨肿瘤等的消融治疗。

四、肌骨超声介入治疗的禁忌证

1. 严重凝血功能障碍、全身状况差、精神疾病等;

2. 无法配合或耐受有创操作;

3. 不能使用糖皮质激素及麻醉药物,如结核病、麻醉药物过敏者等;

4. 未能很好控制的糖尿病、慢性感染等;

5. 拟穿刺部位有感染、缺血、外伤等,但化脓性关节炎、血肿等抽吸治疗不是禁忌。

五、肌骨超声介入治疗的操作流程

1. **询问病史与知情同意**　详细询问相关病史,如有无药物过敏、肿瘤或结核病病史等,并获得患者知情同意,签署知情同意书。

2. **患者体位**　充分暴露病变关节部位,选择患者舒适且操作者方便的体位,可在拟操作部位下方垫毛巾、枕头等物品以便于操作,如腕关节下方垫毛巾卷、膝关节下方垫枕头等。

3. **穿刺前准备**

(1) 超声评估:根据不同的治疗部位及深度,选择适当频率的超声探头做引导(图 1-0-1),位置表浅用高频探头;位置较深的用低频探头,如坐骨神经上段、脊柱等;空间狭小、不平、表浅的特殊部位用曲棍球式探头,如口腔、手指关节等。

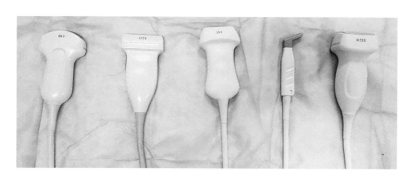

▲ 图 1-0-1　常用超声探头

从左到右依次为低频探头、高频探头、血管探头、曲棍球式探头、三维探头

合理使用图像深度、增益、焦点等,获得满意的超声图像,仔细观察病变性质、大小或范围及其与周围重要组织结构之间的关系,使用彩色多普勒确定拟穿刺路径上没有血管穿行,测量进针深度,选择合适尺寸和长度的穿刺针;最后确定穿刺靶目标,选择安全的穿刺路径,并在最佳皮肤进针点做标记。

(2) 物品准备:根据穿刺目的准备所需药品,常用的药物如下:

局部麻醉药:0.2% 利多卡因,罗哌卡因,布比卡因;

生理盐水:0.9% 氯化钠溶液;

皮质激素:抗炎和免疫抑制,如曲安奈德、倍他米松;

透明质酸:关节润滑、消炎作用,如玻璃酸钠;

硬化治疗:聚桂醇;

神经毁损:无水乙醇;

消融治疗:微波、射频、激光、等离子;

急救仪器及药物:心电监护、除颤仪、常规急救药物;

一次性无菌穿刺包(图 1-0-2)及常用注射针、穿刺针(图 1-0-3)、纱布等。

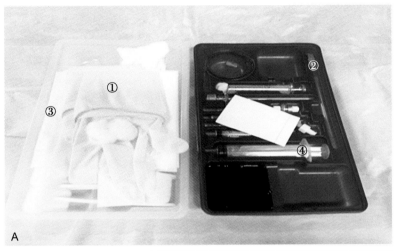

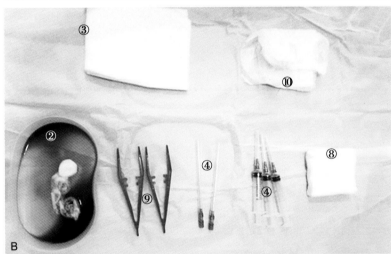

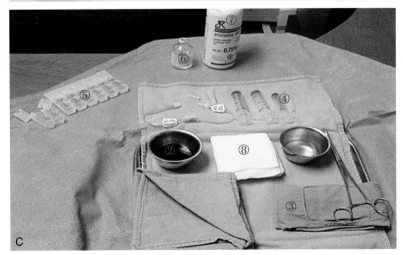

▲ 图 1-0-2 常用肌骨介入治疗的无菌穿刺包

A、B、C 为不同厂家的无菌穿刺包;①无菌手套;②消毒盘;③铺巾;④针或 / 和针管;⑤局麻药;⑥生理盐水;⑦消毒液;⑧纱布;⑨镊子;⑩探头套

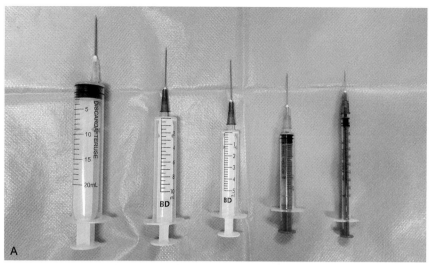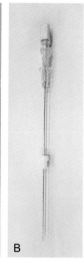

▲ 图 1-0-3　常用注射针、穿刺针

A. 从左到右依次为 20ml、10ml、5ml、2ml、1ml 注射针；B. 18G 穿刺针

（3）消毒、铺巾：戴无菌手套，碘伏消毒穿刺部位 2~3 遍，铺无菌洞巾，用无菌探头套包裹涂有耦合剂的超声探头。

4. 进针方法

（1）平面内进针法：使穿刺针平行于探头长轴方向，沿中线平行进针（图 1-0-4A），直至针尖到达靶目标，穿刺针显示为一条强回声的"亮线"，后方可见混响伪像（图 1-0-4C），常作为首选方法。

（2）平面外进针法：穿刺针垂直于探头长轴方向（图 1-0-4B），由于穿刺针并未全程在整个穿刺路径上显示，仅显示为一个强回声的"亮点"（图 1-0-4D），不能实时观察针尖的位置，因而本技术有一定难度，但相比于平面内进针法具有穿刺路径短的优势，操作时应合理选择。

5. 抽吸药物、必要时局部麻醉　根据治疗目的、病灶的性质及大小等选择合适的抽吸、注射针及针管、抽吸所需用的药品等。由于肌骨疾病比较表浅，常不使用穿刺针，而且多为一针到位，注射药物内含有麻醉药物，无需使用局部麻醉，但对于手、足等敏感部位的介入治疗，尤其是对于经验不丰富的医生，则需要对穿刺部位行局部麻醉，常用 2% 利多卡因注射液皮下注射，以减轻患者的疼痛，便于操作顺利完成。使用类固醇激素时，常抽吸适量的生理盐水或与利多卡因注射液混合，根据病灶的性质和大小决定用量。

6. 可视化操作　整个穿刺、抽吸、注射或针刺操作过程中，应实时显示针尖，严禁在不能显示针尖的情况下盲目进针，可通过调整穿刺针角度、轻轻抖动穿刺针或缓慢移动探头确认针尖的位置或方向，避免同时移动穿刺针和探头。对于较为复杂的病例，可注射少量生理盐水或利多卡因，通过观察出现无回声的区域确定针尖位置；有条件者还可混入少量超声造影剂，提高穿刺针的可视度。当确定针尖到达靶目标后，即可进行抽吸、注射、针刺等操作。操作过程中，应询问患者有无不适或明显疼痛，避免并发症或不良事件的发生。

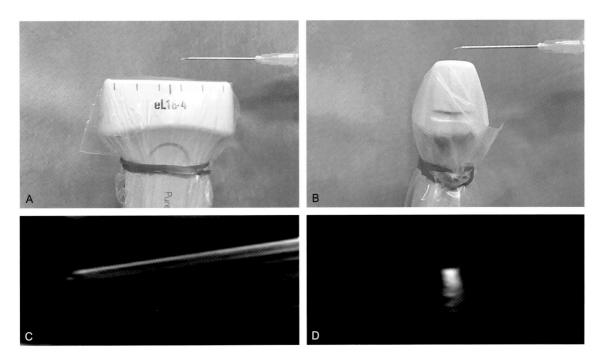

▲ 图 1-0-4 超声引导进针方法

A、C. 平面内进针法,穿刺针与探头长轴方向平行,超声显示穿刺针呈线状强回声;B、D. 平面外进针法,穿刺针与探头长轴方向垂直,超声显示穿刺针呈点状强回声

7. 穿刺后处理 穿刺完毕后,于皮肤穿刺点贴无菌敷料,嘱患者保持敷料清洁干燥,避免穿刺部位感染。

六、肌骨超声介入治疗的注意事项

1. 实施介入操作前,应告知患者及家属治疗方式及治疗后可能出现的并发症、预后等,并签署知情同意书。

2. 介入治疗房间要保持清洁,有急救仪器和药物及抢救预案。

3. 严格遵守无菌操作规范,避免交叉感染,减少并发症的发生。

4. 在针尖不能被清楚显示的情况下,避免盲目进针。

5. 穿刺路径上应避开重要的血管及神经结构。

6. 避免将糖皮质激素注入血管、神经和肌腱内,导致并发症的发生。

7. 警惕麻醉药物过敏,2% 利多卡因注射液的用量不能超过 20ml。

第二章 肩 关 节

第一节 肩峰下 - 三角肌下滑囊炎注射治疗

一、相关知识

肩峰下 - 三角肌下滑囊（subacromial-subdeltoid bursa，SASDB），又称肩峰下滑囊或三角肌下滑囊，是全身最大的滑囊之一，位于肩峰、喙肩韧带和三角肌深面筋膜的下方，肩袖和肱骨大结节的上方（图 2-1-1）。因肩关节急性炎症或慢性劳损，滑囊容易发生炎症，表现为滑囊增厚、滑膜炎或积液，引起肩部疼痛和活动受限。正常情况下，该滑囊是一个封闭的囊袋样结构，不与肩关节腔相通，当肩袖发生滑囊面或全层撕裂时，滑囊往往与关节腔相通。

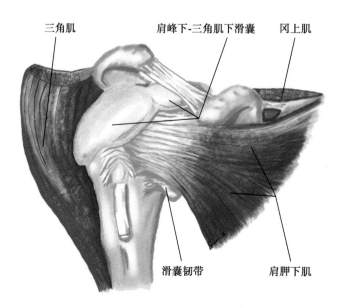

三角肌　　肩峰下-三角肌下滑囊　　冈上肌

滑囊韧带　　肩胛下肌

▲ 图 2-1-1　肩峰下 - 三角肌下滑囊解剖示意图

二、适应证

对于肩峰下撞击综合征、肩峰下滑囊炎、肩袖损伤等引起的肩关节疼痛,可在SASB内注射肾上腺皮质激素和利多卡因等药物进行治疗。当临床怀疑肩峰下撞击综合征,也可在滑囊内注射利多卡因,观察撞击试验是否由阳性变为阴性,有助于疾病的诊断和鉴别诊断。

三、要点

- 使用高频线阵探头。
- 根据滑囊性质选择不同型号的穿刺针,22~25G。
- 药物:1ml类固醇注射液、1ml利多卡因、2~4ml生理盐水混合后注射,也可联合使用玻璃酸钠注射液,有利于滑囊的消炎和润滑。
- 药物内加入少量(0.2~0.5ml)超声造影剂,可在治疗疾病的同时,观察有无肩袖滑囊面或完全的撕裂,判断撕裂程度和范围。

四、操作步骤

1. **患者体位** 坐位或仰卧位,手背在身后或手放在臀部裤袋内。
2. **探头位置** 横放在肩关节前方,选择肩峰滑囊较厚或囊液较多处为靶目标(图2-1-2)。

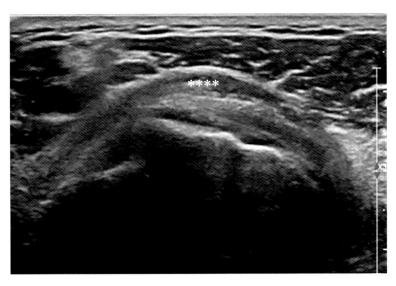

▲ 图2-1-2 肩峰下-三角肌下滑囊炎超声图

星号:肩峰下滑囊增厚伴滑膜增生

3. **进针方法**　平面内进针法,从内向外或从外向内引导针尖进入滑囊后进行药物注射(图 2-1-3、图 2-1-4)。

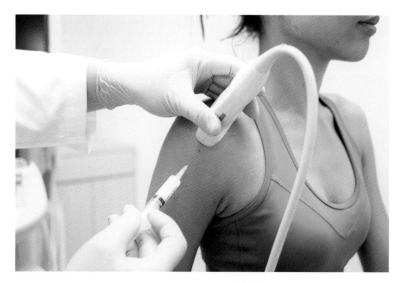

▲ 图 2-1-3　超声引导下肩峰下 - 三角肌下滑囊注射操作图

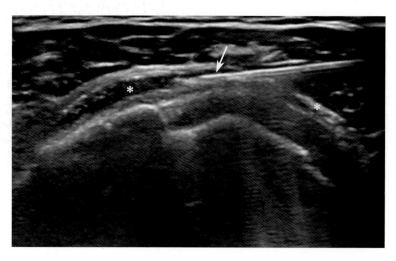

▲ 图 2-1-4　超声引导下肩峰下 - 三角肌下滑囊注射治疗超声图

箭头:穿刺针;星号:滑囊

五、经验总结

1. 正常肩峰下 - 三角肌下滑囊厚度 <2mm,当滑囊发炎、增厚,厚度≥2mm 时,内有时可见积液、滑膜增生,急性期滑膜内学流信号丰富,此刻,肩峰撞击试验往往呈阳性。

2. 当针尖进入滑囊后(图 2-1-5),可推注少量药物,若推注顺利可观察到滑囊扩张及药物的弥散(图 2-1-6),同时也表明针尖准确位于滑囊内,可继续推注混合药物 3~5ml。若推注受阻,原因有

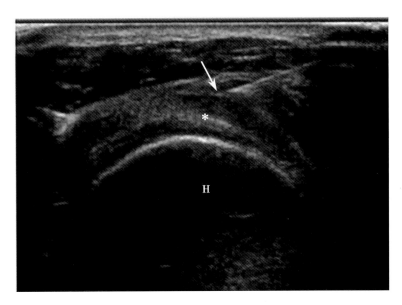

▲ 图 2-1-5　超声引导下肩峰下 - 三角肌下滑囊穿刺治疗超声图

箭头:显示穿刺针尖进入滑囊;星号:冈上肌腱;H:肱骨头

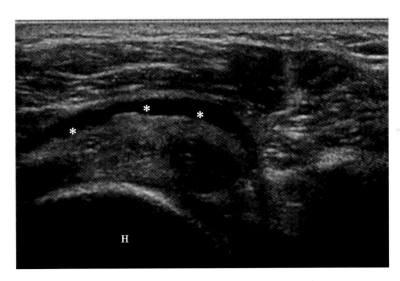

▲ 图 2-1-6　肩峰下 - 三角肌下滑囊穿刺治疗后超声图

星号:药物注射后在滑囊内均匀弥散;H:肱骨

可能是针尖在滑囊组织内,需重新调整针尖,也可能是滑囊内粘连明显所致,可加大力度,利用液体推注的压力松解粘连,松解后可见粘连带呈线状稍强回声(图 2-1-7),也可在粘连远端重新选择部位注入药物,这类患者可能需要多次治疗才能达到较好的疗效。

　　3. 当肩袖回声不均匀,有可疑的滑囊面撕裂或全层撕裂,行超声引导下肩峰下 - 三角肌下滑囊造影检查,可提高对肩袖撕裂的诊断率。方法:将 2~5ml 生理盐水与 0.5ml 的超声造影剂混合后,注入肩峰下 - 三角肌下滑囊,无撕裂的滑囊呈线状高增强(图 2-1-8),肩袖滑囊面部分撕裂可见造影剂混合液从滑囊进入肩袖肌腱内而未达肱骨头表面(图 2-1-9),若观察到其进入肩关节腔或肱二头肌长头腱鞘,则诊断肩袖全层撕裂(图 2-1-10)。

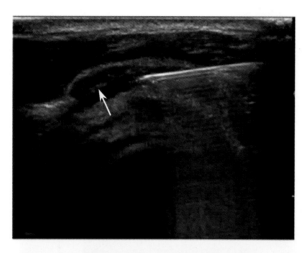

▲ 图 2-1-7　超声引导下肩峰下 - 三角肌下滑囊穿刺治疗超声图

箭头:扩张后滑囊内的粘连带呈线状稍强回声

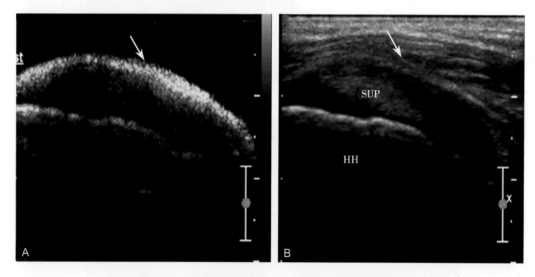

▲ 图 2-1-8　超声引导下肩峰下 - 三角肌下滑囊造影图（一）

A.超声引导下滑囊内注入超声造影剂后,滑囊呈线状高增强(箭头);B.注入造影剂后的滑囊(箭头),冈上肌腱(SUP)连续性好,未见撕裂,HH:肱骨头

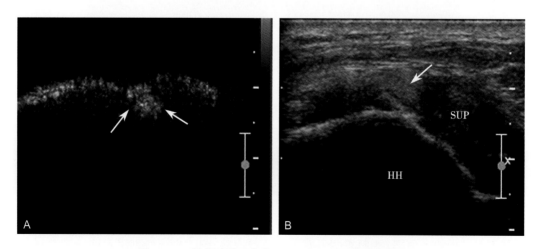

▲ 图 2-1-9　超声引导下肩峰下 - 三角肌下滑囊造影图（二）

A.超声引导下滑囊内注入超声造影剂后,滑囊呈线状高增强,肌腱内可见局限性高增强,提示肌腱滑囊面部分撕裂(箭头);B.二维超声显示冈上肌腱(SUP)回声不均匀(箭头),但未见明显撕裂,HH:肱骨头

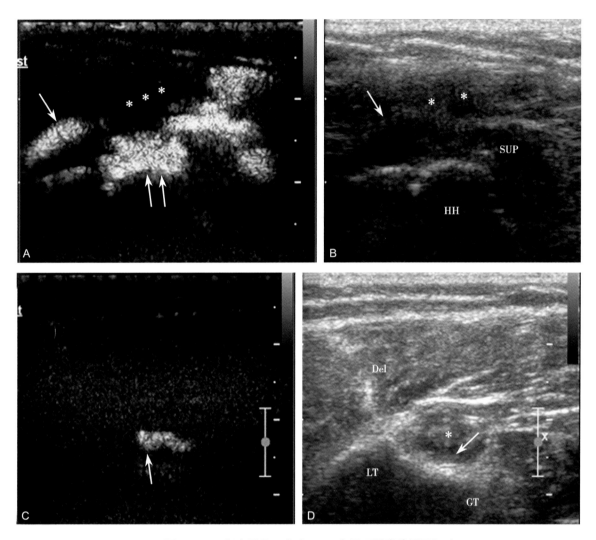

▲ 图 2-1-10 超声引导下肩峰下 - 三角肌下滑囊造影图（三）

A. 造影剂从滑囊（单箭头）及冈上肌腱撕裂处达肱骨头表面（双箭头），星号：滑囊撕裂处；B. 冈上肌腱（SUP）回声不均匀，箭头：连续的滑囊，星号：滑囊回声中断，HH：肱骨头；C 肱二头长头腱鞘内可见造影剂高增强（箭头）；D. 肱二头肌肌腱横断面（星号），腱鞘内造影剂（箭头）；Del：三角肌；LT：肱骨小结节；GT：肱骨大结节

4. 肩峰下滑囊积液明显者，可先将液体抽吸干净后注射药物。

5. 肩关节周围有多个滑囊，发生滑囊炎时可见关节周围多个囊性暗区。滑膜囊肿是指附着于关节囊、腱鞘或滑液囊的良性、局限性囊性包块，病因不明，可能与慢性损伤有关，可继发于其他关节疾病，囊肿是无色的、透明或者轻微发红，往往与关节相通。肩关节的滑膜囊肿应与肩峰下 - 三角肌下滑囊积液进行鉴别。肩关节周围滑膜囊肿时，可以选择液体较多地方，避开血管和神经进行抽吸治疗（图 2-1-11）。肩袖完全撕裂导致关节腔积血，可形成周围滑膜囊肿（图 2-1-12），诊断性抽吸有助于明确诊断。

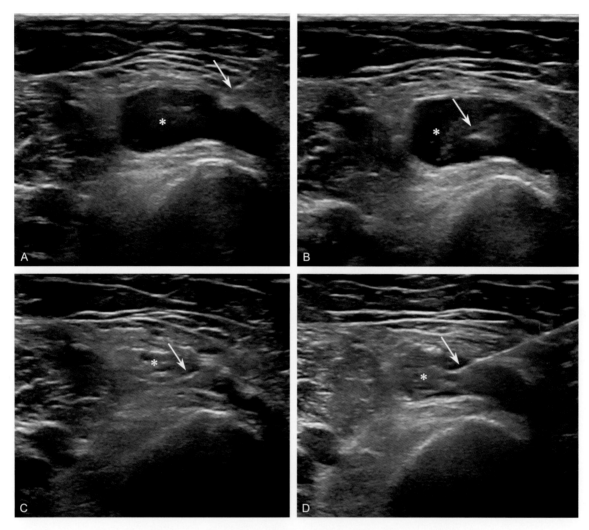

▲ 图 2-1-11　超声引导下肩关节周围滑膜囊肿抽吸治疗超声图

A.超声引导下穿刺针进入滑囊前;B.穿刺针进入滑囊内;C.液体抽吸后,滑囊变小;D.超声引导下药物注射;星号:滑膜囊肿;箭头:穿刺针

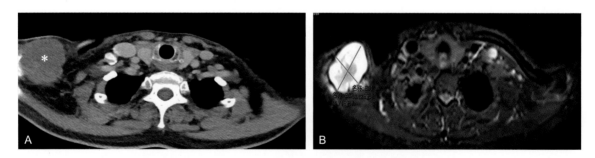

▲ 图 2-1-12　超声引导下右侧肩关节周围滑膜囊肿穿刺治疗

A~B.患者肩关节 MRI,星号及测量键:滑膜囊肿

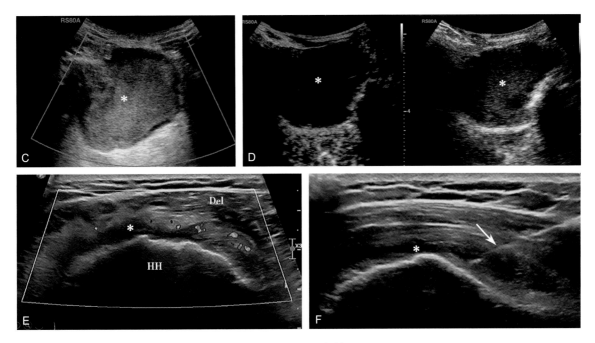

▲ 图 2-1-12（续）

C. 彩色多普勒显示囊性团块（星号）内无血流信号；D. 超声造影显示囊性团块内呈无增强；E. 冈上肌腱完全断裂，关节腔积血（星号）；F. 超声引导下穿刺液体抽吸及药物注射治疗，箭头示穿刺针

第二节　肩袖钙化性肌腱炎介入治疗

一、相关知识

　　肩袖是由冈上肌、冈下肌、小圆肌和肩胛下肌的肌腱组成，肩袖钙化性肌腱炎是指钙化物质沉积肩袖肌腱内引起的肌腱炎，其中最常受累的是冈上肌腱，钙化灶常常位于肌腱远端近肱骨大结节或小结节附着处。钙化也可发生在相邻的滑囊内。钙化性肌腱炎按照进程分为钙化形成期和钙化吸收期，多数患者疼痛发生于吸收期，而此阶段肌腱内的钙质沉积往往不伴声影或伴浅淡声影，而且处于高压力状态，有利于抽吸。

二、适应证

　　对物理治疗和口服药物治疗无效的钙化性肌腱炎，可行超声引导下钙化灶冲洗抽吸治疗，缓解疼痛和改善患者的活动功能。吸收期的钙化灶往往无明显声影，呈弱回声或稍强回声（图 2-2-1）。

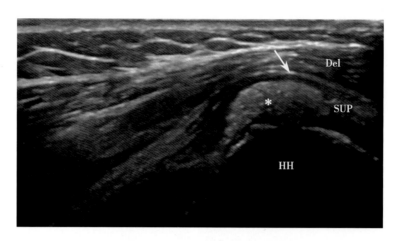

▲ 图 2-2-1　钙化性肌腱炎超声图

星号:钙化灶;箭头:肩峰下 - 三角肌下滑囊;Del:三角肌;SUP:冈上肌腱;
HH:肱骨头

三、要点

- 使用高频线阵探头。
- 穿刺针:16~18G。
- 药物:5~20ml 生理盐水,1~2ml 利多卡因,1ml 皮质类固醇注射液。

四、操作步骤

1. **患者体位**　一般取坐位或仰卧位。
2. **探头位置**　根据钙化灶所在部位,选择能最佳显示钙化灶长轴的切面。
3. **进针方法**　平面内进针法(图 2-2-2)。

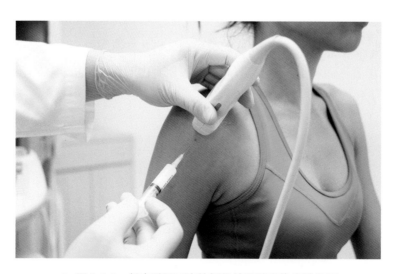

▲ 图 2-2-2　超声引导下肩袖钙化性肌腱炎治疗操作图

4. 操作技巧

(1) 在超声实时监视下(图 2-2-3),将穿刺针一次性刺入钙化灶中心部位(图 2-2-4),将针管内的生理盐水和利多卡因混合液(比例 5∶1)不断推注和抽吸,此时可见钙化灶中心空洞形成(液体回声,图 2-2-5),且冲洗过程中呈"鱼嘴"样开闭,由于压力作用可见乳白色物质被吸入注射器内(图 2-2-6)。

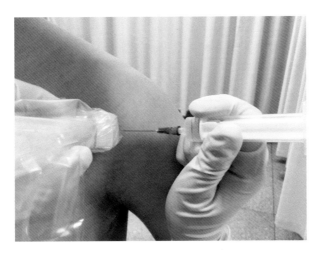

▲ 图 2-2-3 超声引导下肩袖钙化性肌腱炎介入治疗操作图

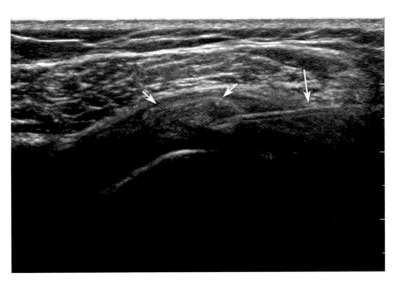

▲ 图 2-2-4 超声引导下肩袖钙化性肌腱炎介入治疗超声图

短箭头:钙化灶;长箭头:穿刺针

(2) 可更换新的混合液体重复上述步骤,直至针管内的液体清亮(图 2-2-6)。

(3) 对过于黏稠的钙化灶或硬度大的钙化灶,可选择 16G 的穿刺针头,用针尖将其捣碎后再冲洗抽吸。

(4) 治疗后,在滑囊内注入类固醇激素、利多卡因和生理盐水混合液(比例 1∶1∶1)1~3ml,目的是消炎、止痛,同时也适用于肩峰下滑囊内同时有钙化灶的患者。

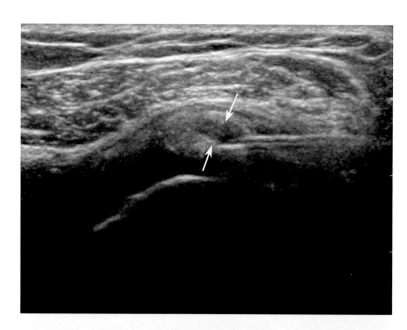

▲ 图 2-2-5　超声引导下肩袖钙化性肌腱炎介入治疗超声图

箭头：冲洗过程中钙化灶内空洞形成

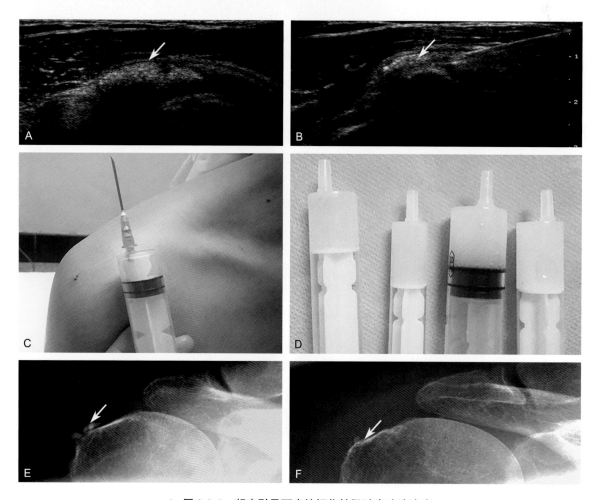

▲ 图 2-2-6　超声引导下肩袖钙化性肌腱炎冲洗治疗

A. 右侧冈上肌腱内钙化灶；B. 超声引导下穿刺冲洗；C. 注射器内为抽出的钙化灶，呈乳白色黏稠液体；D. 生理盐水反复多次冲洗，可见冲洗液体逐渐变清亮；E. 介入治疗前钙化灶 X 线片；F. 治疗后钙化灶明显缩小；箭头：钙化灶

5. 经验总结

（1）操作过程中应避免注入空气，以免影响操作。

（2）治疗后1~3天由于炎性刺激，肩关节疼痛有可能加重，可口服止痛药，疼痛会逐渐缓解，此情况应向患者解释说明。

（3）冲洗抽吸治疗后，肩峰下滑囊内注入1~2ml类固醇、利多卡因及生理盐水混合液可减少患者疼痛，避免注入到肌腱内。

（4）对不易抽吸或捣碎的钙化灶，针刺加生理盐水反复冲洗后仍不能抽吸的钙化灶，可行多次治疗。

（5）其他部位的钙化性肌腱炎治疗方式同上（图2-2-7，图2-2-8）。

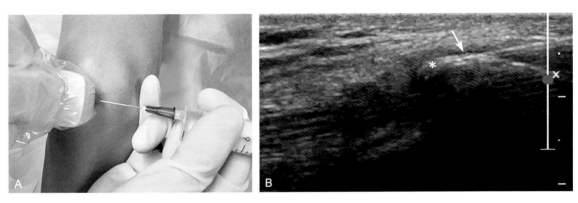

▲ 图2-2-7 超声引导下股四头肌钙化性肌腱炎介入治疗

A. 操作图；B. 超声图；星号：钙化灶；箭头：穿刺针

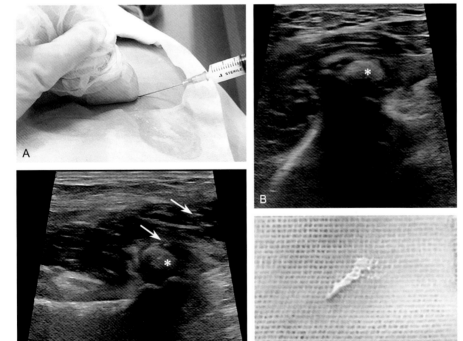

▲ 图2-2-8 超声引导下髂肌钙化性肌腱炎介入治疗

A. 操作图；B、C. 超声图；星号：钙化灶；箭头：穿刺针；D. 穿刺出的乳白色黏稠钙化物质

第三节　肱二头肌长头腱鞘介入治疗

一、相关知识

肱二头肌位于上臂前侧,有长、短二头肌腱。肱二头肌长头腱经肱骨外侧大、小结节构成的结节间沟后经肩峰下间隙前部,进入关节腔止于肩胛骨的盂上粗隆。在肩关节活动时,肱二头肌长头腱在肱骨结节间沟内呈被动滑动,长期磨损易发生肱二头肌长头腱鞘退变、粘连。肱二头肌长头腱鞘与肩关节腔相通。

二、适应证

对于肱二头肌长头肌腱炎/腱鞘炎,或肱二头肌腱区域局部疼痛,经保守治疗无效的患者,可行超声引导下肱二头肌长头腱鞘注射治疗,但90%以上的肱二头肌长头腱鞘炎是由冻结肩所致,应行冻结肩生理盐水扩张治疗(见本章第六节)。

三、要点

- 使用高频线阵探头。
- 穿刺针:18~25G。
- 注射药物:1~2ml 皮质类固醇注射液、利多卡因及生理盐水混合液(比例 1∶1∶1)。

四、操作步骤

1. 患者体位
(1) 坐位,肘关节屈曲90°,前臂放在同侧大腿上,手掌面朝上。
(2) 仰卧位,肩关节自然中立位,手掌面朝上。

2. 探头位置
探头放在肱骨结节间沟处,通过横切(图2-3-1、图2-3-2)或纵切(图2-3-3)选择液体较多的地方为靶目标。

3. 进针方法
(1) 平面内进针法,在肱二头肌长头腱短轴切面,引导针尖进入腱鞘内液体较多处(图2-3-4)。
(2) 平面内进针法,在肱二头肌长头腱长轴切面,引导针尖进入腱鞘内液体较多处。

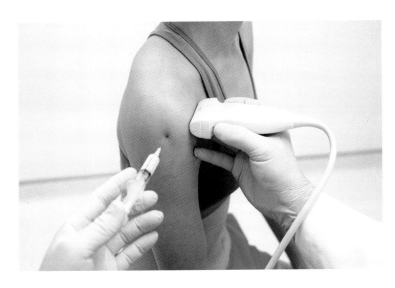

▲ **图 2-3-1 超声引导下肱二头肌长头腱鞘介入治疗操作图（一）**

探头横切，显示肱二头肌长头腱短轴，穿刺针由外向内平面内进针

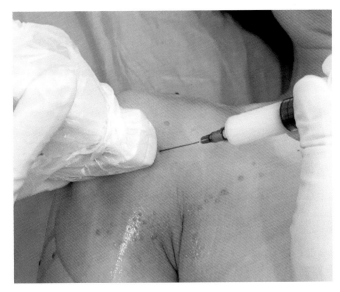

▲ **图 2-3-2 超声引导下肱二头肌长头腱鞘介入治疗操作图（二）**

探头横切，显示肱二头肌长头腱短轴，穿刺针由内向外平面内进针

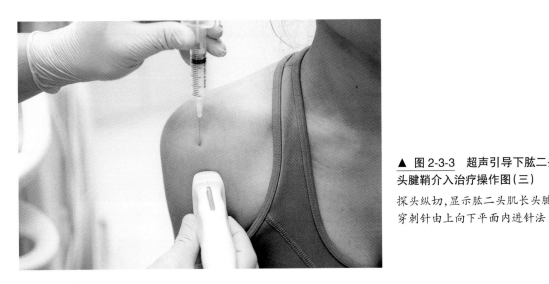

▲ **图 2-3-3 超声引导下肱二头肌长头腱鞘介入治疗操作图（三）**

探头纵切，显示肱二头肌长头腱长轴，穿刺针由上向下平面内进针法

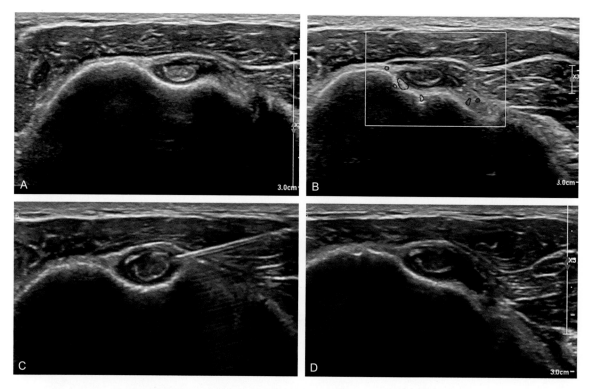

▲ 图 2-3-4　超声引导下肱二头肌长头腱鞘介入治疗超声图（一）

A. 二维超声：肱二头肌腱鞘内少量积液及滑膜增生；B. 超声多普勒：肱二头肌腱鞘内及周围血流较丰富；C. 平面内进针法，针尖进入肱二头肌长头腱鞘内；D 注射治疗后腱鞘液体增多

4. 经验总结

（1）操作过程中要避免穿刺针尖损伤肱二头肌腱，尽量在液体量较多或肌腱两旁进针（图 2-3-5）。

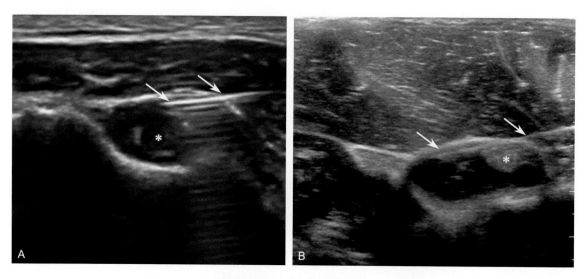

▲ 图 2-3-5　超声引导下肱二头肌长头腱鞘介入治疗超声图（二）

A、B. 超声引导下平面内进针法，针尖进入腱鞘内；箭头：穿刺针；星号：肌腱

(2) 避免将类固醇激素混合液注入肌腱内导致肌腱断裂等并发症。

(3) 注射完毕后,需对肱二头肌长头腱进行横切面和纵切面超声扫查,确认药物在腱鞘内分布。

第四节　肩锁关节腔介入治疗

一、相关知识

肩锁关节是由肩胛骨肩峰关节面与锁骨肩峰端关节面构成的可动关节。肩锁关节属平面关节,前方关节腔比后方关节腔宽。关节囊较松弛,附着于关节面的周缘。

二、适应证

对于各种急、慢性肩锁关节损伤如外伤、类风湿性关节炎、骨性关节炎等引起的顽固性疼痛,通过改善活动、口服止痛药、功能锻炼等仍不能缓解者,可行肩锁关节腔注射治疗。此外,当依靠病史、查体和影像学检查仍不能找到疼痛原因时,可在肩锁关节腔注射利多卡因以明确诊断。

三、要点

- 使用高频线阵探头。
- 穿刺针:22~25G。
- 注射药物:1~2ml 类固醇激素、局麻药和生理盐水的混合液。

四、操作步骤

1. **患者体位**　坐位,上臂自然外展(图 2-4-1)。

2. **探头位置**　探头放在肩锁关节前方(图 2-4-1)。

3. **进针方法**　平面内进针法(图 2-4-2)或平面外进针法(图 2-4-3),引导针尖进入前方肩锁关节腔。

4. **经验总结**　当选择平面外法进针时,一定要注意针尖的位置,可通过调整探头方向用平面内进针法确定针尖位置(图 2-4-4)。肩锁关节腔较小,药物用量不宜过多,否则溢出关节腔,类固醇可导致皮肤及皮下组织萎缩。

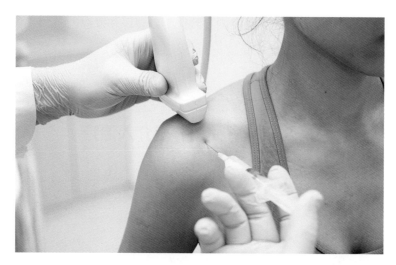

▲ 图 2-4-1　超声引导下肩锁关节腔介入治疗操作图

平面内进针法

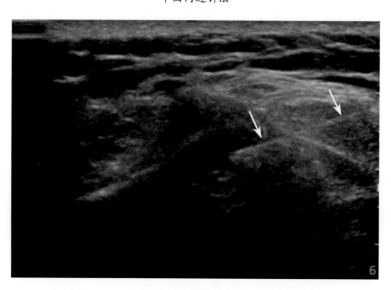

▲ 图 2-4-2　超声引导下肩锁关节腔介入治疗超声图（一）

平面内进针法，箭头：穿刺针

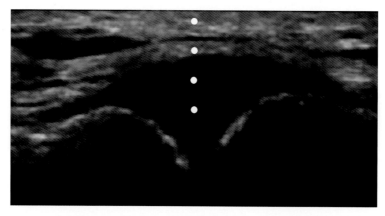

▲ 图 2-4-3　超声引导下肩锁关节腔介入治疗超声图（二）

平面外进针法，圆点：进针过程中针尖出现的位置

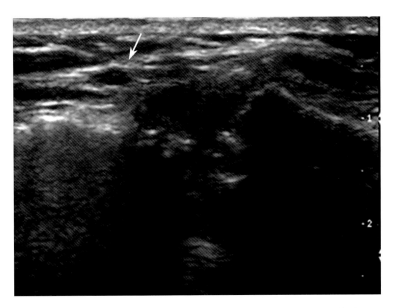

▲ 图 2-4-4 超声引导下类风湿肩锁关节炎伴骨侵蚀介入治疗超声图

箭头:穿刺针

第五节　胸锁关节腔介入治疗

一、相关知识

胸锁关节是由锁骨胸骨端、胸骨柄的锁切迹及第 1 肋软骨的关节面构成。关节面形似鞍状,关节腔内有关节盘,成为球窝状关节,周围关节囊坚韧。胸锁关节后方有锁骨下动静脉、气管和食管等重要结构。

二、适应证

任何胸锁关节病变引起的顽固性疼痛,通过保守治疗不能缓解时,可行超声引导下胸锁关节腔注射治疗。此外,当怀疑疼痛由肩锁关节病变引起但缺乏诊断依据时,可在肩锁关节腔注射利多卡因以明确诊断。

三、要点

- 使用高频线阵探头。
- 穿刺针:22~25G。

● 注射药物：1~2ml 类固醇激素、局麻药和生理盐水的混合液。

四、操作步骤

1. **患者体位** 坐位或仰卧位，上臂自然外展（图 2-5-1）。

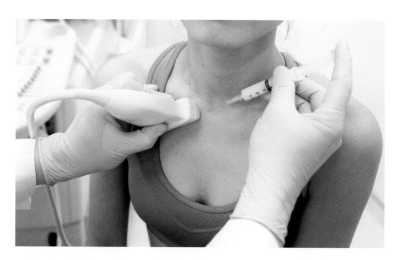

▲ 图 2-5-1 超声引导下胸锁关节腔介入治疗操作图

平面内进针法

2. **探头位置** 探头放置于胸锁关节前方（图 2-5-1）。

3. **进针方法** 平面内进针法，引导针尖进入胸锁关节腔（图 2-5-2）。

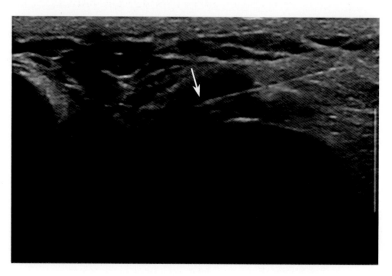

▲ 图 2-5-2 超声引导下胸锁关节腔介入治疗超声图

平面内进针法；箭头：穿刺针进入胸锁关节

4. **经验总结** 避免穿刺针穿透胸锁关节腔刺伤其后方重要结构。与肩锁关节一样，胸锁关节腔较小，药物用量不宜过多，防止溢出。

第六节 肩关节腔介入治疗

一、相关知识

肩关节由肩胛骨关节盂和肱骨头构成,也称盂肱关节,是典型的多轴球窝关节,为全身最灵活的关节。关节囊较松弛,附着于关节盂周缘和解剖颈。关节囊外有韧带、肩袖等加固肩关节的稳定性。

二、适应证

对于类风湿性肩关节炎、粘连性关节囊炎(冻结肩)等引起的顽固性肩关节疼痛和活动受限,经休息、口服药物和康复理疗等治疗无效的患者,可选择超声引导下肩关节腔注射治疗。

三、要点

- 使用高频线阵探头或中频凸阵探头。
- 穿刺针:18~22G。
- 注射药物:一般情况下,肩关节的炎症需在肩关节腔注射 3~5ml 肾上腺皮质激素、局麻药和生理盐水混合液,其中类固醇 1ml,利多卡因 1ml,生理盐水 1~3ml。对于冻结肩患者的治疗,除了注射 3~5ml 混合液,还需加注 10~20ml 生理盐水松解扩张关节囊。

四、操作步骤

以下为后方入路的操作步骤。

1. 患者体位

(1) 坐位,患侧肩关节中立位或将手搭在对侧肩关节上(图 2-6-1)。

(2) 健侧卧位,患肩朝上(推荐使用,图 2-6-2)。

2. 探头位置 探头放在盂肱关节后方,探头长轴平行于冈下肌腱纤维走行方向(图 2-6-3)。

3. 进针方法 平面内进针法,引导针尖进入肱骨头和后盂唇之间的关节腔(图 2-6-3)。

4. 操作技巧

(1) 针尖进入关节腔后,操作者可有"突破感",此时仔细观察针尖,位于关节腔内,可推注少量液体,若阻力大则可能针尖抵住了骨软骨面,需调整针尖位置或方向。

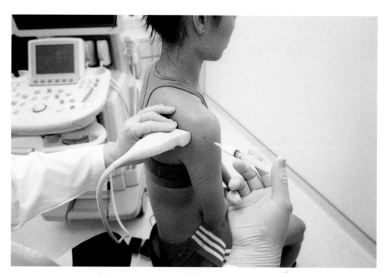

▲ 图 2-6-1 超声引导下肩关节腔介入治疗操作图

坐位，平面内进针法

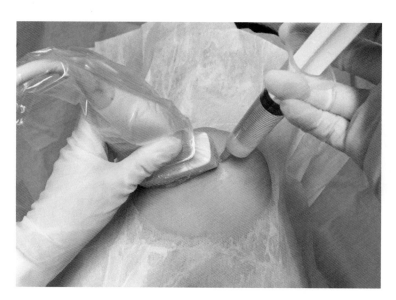

▲ 图 2-6-2 超声引导下肩关节腔介入治疗操作图

健侧卧位，平面内进针法

（2）若推注无阻力，则可继续推注药物，同时能观察液体在关节腔内分布（图 2-6-4）；若推注阻力大且超声显示周围肌肉组织水分离，则说明针尖不在关节腔内；或者关节腔内压力较大，提示有粘连（图 2-6-5，图 2-6-6）。

（3）对于冻结肩患者，注射类固醇混合液完毕后，可接着缓慢推注 10~20ml 生理盐水扩张关节囊，第 1 次注射以直至注射器难以推动或患者疼痛明显时停止。

5. 经验总结

（1）在扩张关节囊过程中，患者可有轻微的胀痛感，应向患者说明，并询问能否忍受。

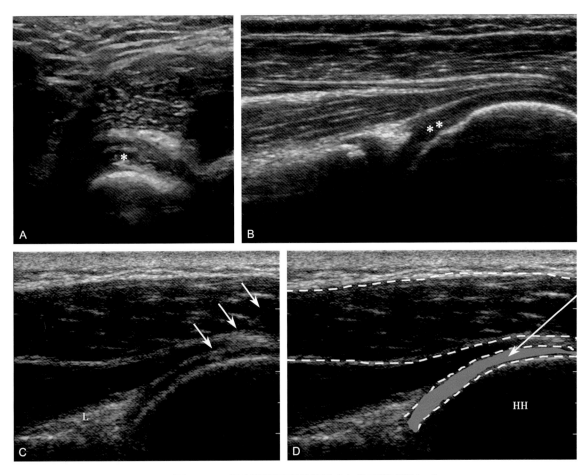

▲ 图2-6-3　超声引导下肩关节腔介入治疗超声图（一）

A、B.二维超声显示肩关节腔少量积液,滑膜增厚;C.超声引导针尖进入关节腔;D.超声示意图,虚线蓝色区域:后关节腔;单星号:腋下关节囊;双星号:后关节腔;短箭头:穿刺针;长箭头:穿刺针路径;L:盂唇;HH:肱骨头

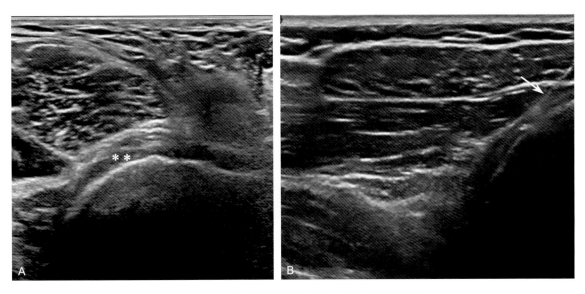

▲ 图2-6-4　超声引导下肩关节腔介入治疗超声图（二）

A.肩关节下关节囊增厚;B.超声引导下穿刺针进入盂肱关节腔

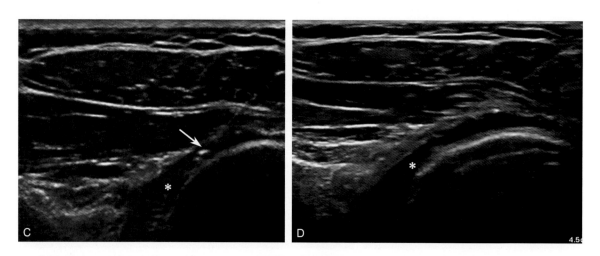

▲ 图 2-6-4（续）

C. 超声引导下类固醇及生理盐水注射；D. 注射治疗后关节腔扩张；双星号：增厚关节囊；箭头：穿刺针；单星号：关节腔

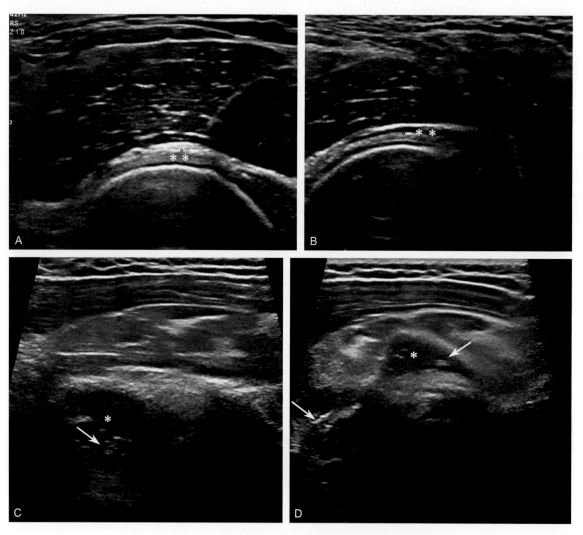

▲ 图 2-6-5　超声引导下肩关节腔介入治疗超声图（三）

A. 患侧肩关节下关节囊增厚；B. 对侧正常关节囊；C、D. 注射治疗后扩张的关节腔内粘连带；双星号：关节囊；箭头：粘连带；单星号：关节腔

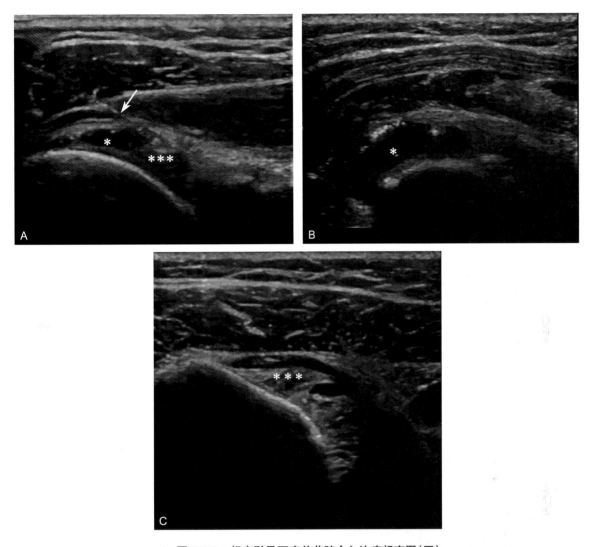

▲ 图 2-6-6　超声引导下肩关节腔介入治疗超声图（四）

A. 超声引导下穿刺针进入盂肱关节；B. 注射治疗后扩张的关节腔；C. 注射治疗后关节腔内粘连带；单星号：关节腔；三星号：关节腔内粘连带；箭头：穿刺针

（2）对于病程长或症状明显的冻结肩患者，常需进行多次关节腔注射和扩张治疗，一般完成连续 3 次（约 1~2 周一次）治疗后，患者症状基本能达到完全缓解。

（3）对于冻结肩患者，注射后次日可自行开展"爬墙""画圈""摸耳"等锻炼，促进肩关节功能恢复。

（4）在扩张关节囊时，若在生理盐水中混入少量超声造影剂行超声引导下关节腔造影（图 2-6-7），还可观察关节腔充盈情况，判断关节囊有无增厚、有无粘连带形成（图 2-6-8）等情况。

（5）除了后方入路法，操作者还可根据经验选择前方入路法，但前入路要在超声引导下，避开臂丛神经等，可视化注射更精准。

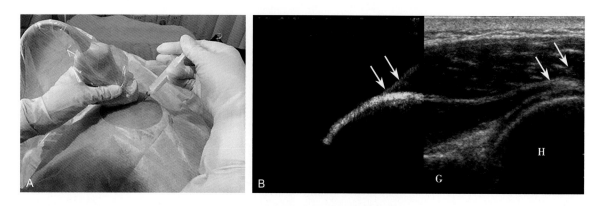

▲ 图 2-6-7　超声引导下盂肱关节腔造影

A. 患者侧卧位,从后入路进针;B. 超声造影显示穿刺针准确进入关节腔;箭头:穿刺针;G:关节盂;H:肱骨

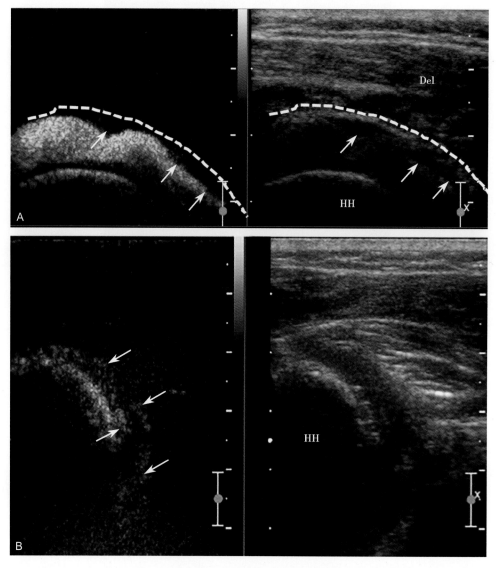

▲ 图 2-6-8　超声引导下关节腔造影

A. 注入生理盐水及造影剂混合液后关节腔内充盈缺损(增厚的关节囊,箭头所示);B. 关节腔内粘连带形成(箭头所示);虚线:关节囊;HH:肱骨头;Del:三角肌

第三章 肘关节

第一节 肘关节介入治疗

一、相关知识

肘关节(图 3-1-1)由肱骨下端和尺骨、桡骨上端构成,是典型的复关节,包括三个关节,即肱尺关节、肱桡关节和桡尺近侧关节,共同包裹于一个关节囊内。当屈肘时关节囊松弛,伸肘时关节囊紧张。加固关节的韧带有桡侧副韧带、尺侧副韧带及桡骨环状韧带。

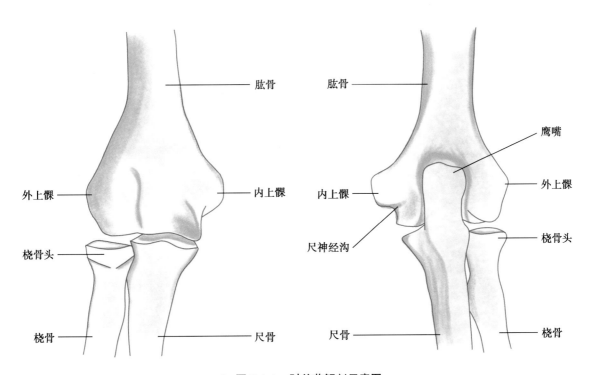

▲ 图 3-1-1 肘关节解剖示意图

二、适应证

对于类风湿性关节炎、骨关节炎、痛风性关节炎等疾病引起的肘关节肿胀、疼痛者,可选择超声引导下关节腔液体抽吸和类固醇药物注射治疗。此外,不明原因关节腔积液者,可行诊断性抽吸后送检;感染性关节炎患者,可行关节腔积液抽吸和冲洗治疗,必要时送检关节液标本。结核性关节炎禁忌类固醇药物注射治疗。

三、要点

- 使用高频线阵探头。
- 穿刺针:22~25G。
- 药物:2~3ml 皮质类固醇注射液、局麻药和生理盐水的混合液,也可联合使用玻璃酸钠注射液,有利于消炎和润滑。
- 肘关节腔穿刺一般选择肱桡关节进针。

四、操作步骤

1. 患者体位
坐位或仰卧位,肘关节屈曲 90°,外侧入路(图 3-1-2)。

2. 探头位置
(1) 探头放置于肱桡关节上方,显示肱桡关节短轴切面(图 3-1-3)。

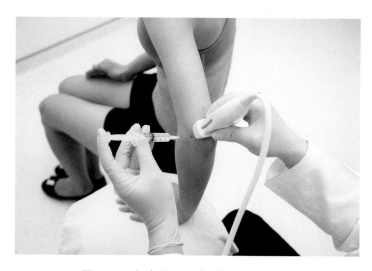

▲ 图 3-1-2 超声引导下肘关节介入治疗操作图

外侧入路

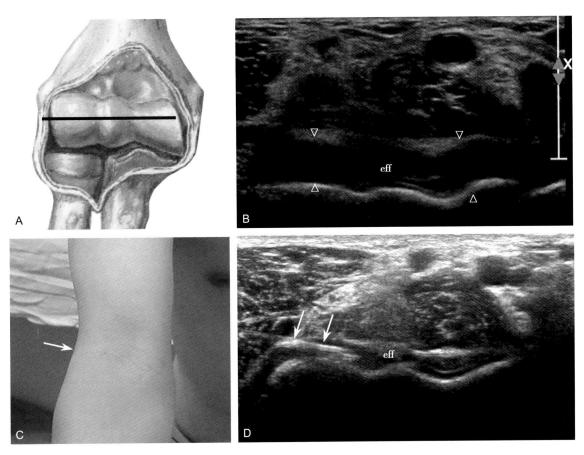

▲ 图 3-1-3 超声引导下肱桡关节注射治疗

A.肱桡关节解剖图,黑线示探头横切;B.肱桡关节短轴切面,空心三角:软骨平面,eff:积液;C.肱桡关节外观图,箭头:穿刺针方向;D.平面内进针法,箭头:穿刺针进入关节腔内,eff:积液

(2) 探头放置于肱桡关节上方,显示肱桡关节长轴切面(图3-1-4)。

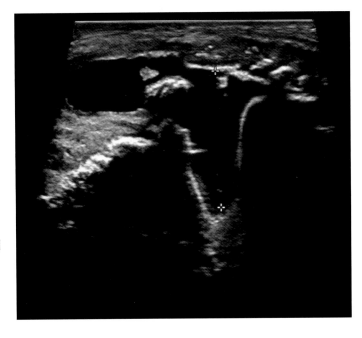

▲ 图 3-1-4 肱桡关节长轴切面超声图

测量标记:关节腔积液深度

3. 进针方法

（1）平面内进针法，肱桡关节短轴切面实时引导针尖进入关节间隙（图3-1-5）。

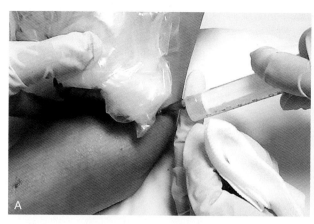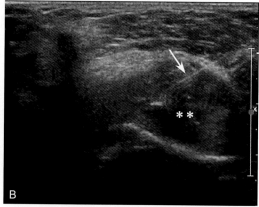

▲ 图3-1-5　超声引导下肱桡关节注射治疗

A.超声引导下短轴切面穿刺治疗；B.平面内进针法，箭头：穿刺针，星号：关节腔及增厚滑膜组织

（2）平面外进针法，肱桡关节长轴切面实时引导针尖进入肱桡关节间隙（图3-1-6）。

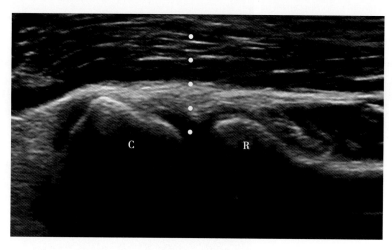

▲ 图3-1-6　超声引导下肱桡关节长轴切面进针法

圆点指示平面外进针时针尖出现的位置；C:肱骨小头；R:桡骨

4. 经验总结

（1）肘关节前方有正中神经，内侧有尺神经，外侧有桡神经，选择进针点很关键，一方面，选择液体量较多的地方为靶目标，另一方面，要避开以上神经，选择安全的穿刺路径。

（2）对于类风湿性关节炎、痛风性关节炎和感染性关节炎等引起的关节腔积液，常伴有滑膜增生、滑膜炎、晶体沉积等发生，在将液体尽量抽吸干净后，可用适量生理盐水（5~10ml）冲洗关节腔2~3遍，最后注入类固醇混合液（图3-1-7）。

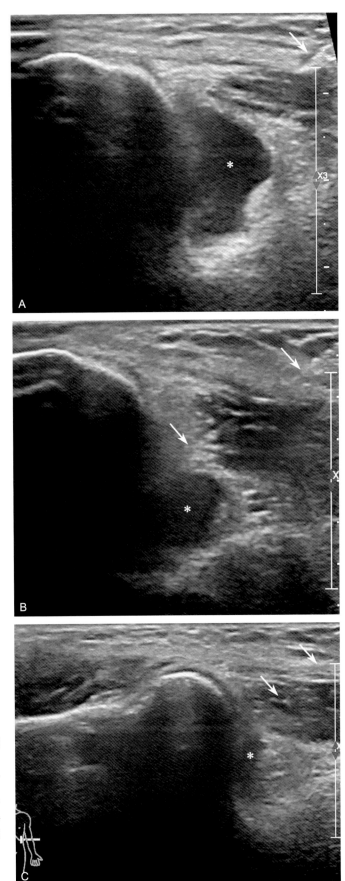

▲ 图 3-1-7 超声引导下肘关节腔积液抽液注射治疗

A. 超声引导下平面内进针, 穿刺针进入皮下组织; B. 穿刺针进入关节腔内并抽吸液体后, 关节腔积液减少; C. 关节腔液体抽吸后注入类固醇、利多卡因混合液 2ml; 箭头: 平面内进针时穿刺针; 星号: 关节腔积液

（3）当关节腔内伴有较多增生滑膜组织或液体黏稠时，易堵塞针尖，此时可用生理盐水冲开堵塞的滑膜后再抽吸或使用较粗的针头；当关节腔积液内有分隔时，应刺破分隔，将分隔远端的液体抽吸干净。

（4）经验丰富的临床医生根据解剖标记进针抽吸注射，患者肘关节屈曲，进针点位于肘后鹰嘴外侧缘之外（图 3-1-8）。

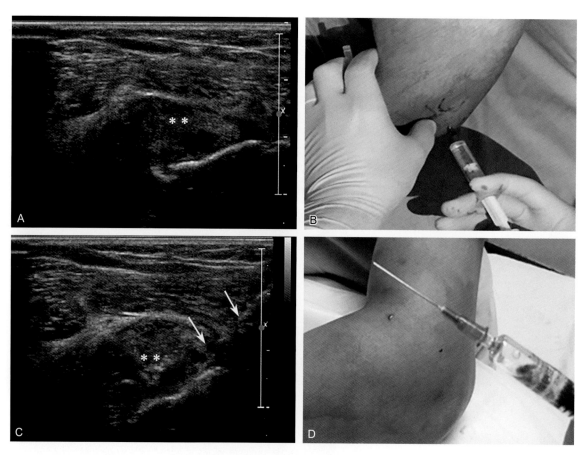

▲ 图 3-1-8　非超声引导下注射治疗

A. 二维超声：肘关节腔积液伴滑膜增生；B. 肘关节屈曲，于肘后鹰嘴外侧缘之外进针；C. 进针后，超声观察穿刺针位于关节腔内；D. 穿刺出黄红色浓稠液体；箭头：穿刺针；星号：关节腔积液及滑膜增生

第二节　肱骨外上髁炎介入治疗

一、相关知识

　　肱骨外上髁炎，又称网球肘，主要是由于伸肌总腱发生微小创伤和疲劳损伤所引起，伸肌总腱起自肱骨外上髁，故患者主要表现为肱骨外上髁处局部疼痛和压痛，好发于网球、羽毛球运动员、

家庭主妇等。

二、适应证

对于经休息、服用镇痛药、职业或物理治疗症状不能缓解的网球肘患者,可行超声引导下伸肌总腱腱周注射或伸肌总腱针刺治疗,该治疗可能会导致短暂的局部疼痛加重,因此在使用该方法前应向患者交代清楚。

三、要点

- 使用高频线阵探头。
- 穿刺针:20~25G。
- 药物:伸肌总腱腱周注射常用1~2ml皮质类固醇注射液、局麻药和生理盐水的混合液。

四、操作步骤

1. **患者体位或仰卧位** 肘关节屈曲,前臂放置于检查床/桌上,拇指上翘(图3-2-1)。

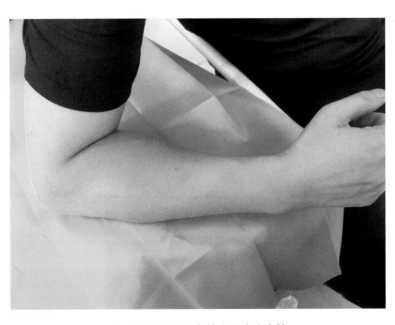

▲ 图 3-2-1 患者检查及治疗姿势

2. **探头位置** 探头放在肱骨外上髁处,显示伸肌总腱长轴切面或短轴(图3-2-2、图3-2-3)。正常超声表现为伸肌总腱附着于肱骨外上髁,回声均匀(图3-2-4)。网球肘时,超声可见伸肌总腱局限性增粗,回声减低,部分可见钙化灶及小液性暗区(图3-2-5),急性期内可见较丰富血流信号。

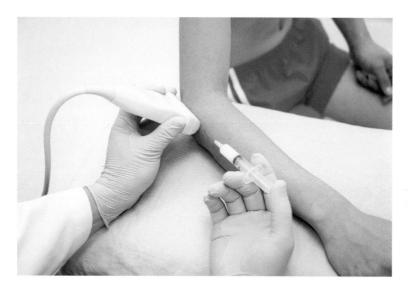

▲ 图 3-2-2　超声引导下肱骨外上髁炎介入治疗操作图（一）

伸肌总腱长轴切面，平面内进针法

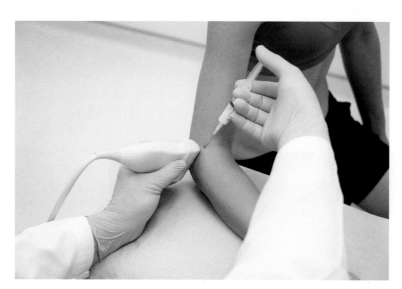

▲ 图 3-2-3　超声引导下肱骨外上髁炎介入治疗操作图（二）

伸肌总腱短轴切面，平面内进针法

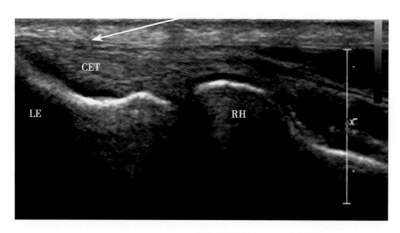

▲ 图 3-2-4　正常伸肌总腱表面长轴切面声像图

箭头指示进针方向；CET：伸肌总腱；LE：肱骨外上髁；RH：桡骨头

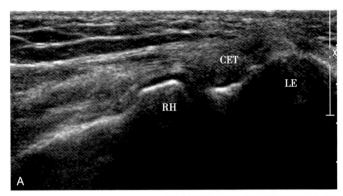

▲ 图 3-2-5 肱骨外上髁炎超声图及介入治疗操作图

A. 肱骨外上髁炎；B. 超声引导下长轴切面进针；CET：伸肌总腱；LE：肱骨外上髁；RH：桡骨头

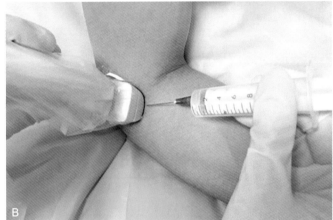

3. 进针方法

伸肌总腱腱周注射：平面内进针法，在伸肌总腱长轴或短轴切面引导针尖到达伸肌总腱表面（近肱骨外上髁附着处）（图 3-2-6A，图 3-2-7A，图 3-2-7B）。

伸肌总腱针刺治疗：平面内进针法，在伸肌总腱长轴切面实时引导针尖到达肌腱病变区域（即回声异常区域）（图 3-2-6B，图 3-2-7C，图 3-2-7D）。

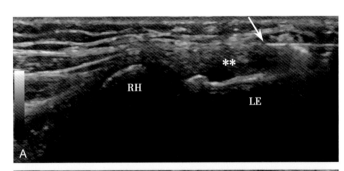

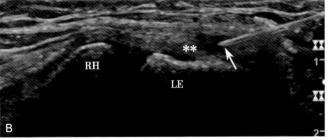

▲ 图 3-2-6 超声引导下肱骨外上髁炎介入治疗超声图（一）

A. 伸肌总腱腱周注射；B. 伸肌总腱针刺治疗；箭头：穿刺针；双星号：伸肌总腱；LE：肱骨外上髁；RH：桡骨头

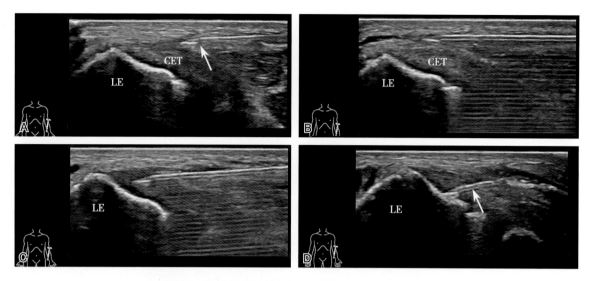

▲ 图 3-2-7　超声引导下肱骨外上髁炎介入治疗超声图（二）

A. 穿刺针进入皮下；B. 皮下注射类固醇及局麻药混合液；C、D. 穿刺针进入增厚的肌腱内反复穿刺；箭头：穿刺针；
CET：伸肌总腱；LE：肱骨外上髁

4. 操作技巧

（1）进行伸肌总腱腱周注射时，将类固醇及利多卡因混合液注射在肌腱表面。

（2）再行伸肌总腱针刺治疗，穿刺针进入到增厚回声减低的肌腱内，反复提插穿刺针，完成对整个肌腱病变区域针刺治疗。对肌腱附着处肱骨外上髁的骨表面进行针刺，与小针刀的松解治疗机制一致，使其出血以促进肌腱的炎症吸收。

5. 经验总结

（1）针刺的次数没有明确规定，尽量扇形多方位提插，覆盖整个增厚的肌腱。

（2）操作应轻柔，减少对正常组织的损伤。

（3）针刺治疗后，患者可出现短暂的疼痛加重，疼痛会在 1~2 周内减轻或消失。

（4）患者治疗后恢复期间，应避免患肢负重或过度活动，使肌腱反复处于紧张状态。

第三节　肱骨内上髁炎介入治疗

一、相关知识

肱骨内上髁炎，又称高尔夫球肘，主要由屈肌总腱发生微小创伤和疲劳损伤所引起，屈肌总腱起自肱骨内上髁，故患者主要表现为肱骨内上髁处局部疼痛和压痛。常见于家庭妇女及运动员。超声表现为屈肌总腱增厚，回声减低，内可见点状血流信号。

二、适应证

对于经纠正动作、抗炎和理疗等治疗无效的顽固性疼痛患者,可行超声引导下屈肌总腱腱周注射或屈肌总腱针刺治疗。同样,在选择屈肌总腱针刺治疗时应向患者交代清楚。

三、要点

- 使用高频线阵探头。
- 穿刺针:20~25G。
- 药物:屈肌总腱腱周注射常用1~2ml 皮质类固醇注射液、局麻药和生理盐水的混合液;屈肌总腱针刺治疗一般只需使用少量局麻药。

四、操作步骤

1. 患者体位

(1) 坐位,肘关节屈曲,手掌面朝下平撑于检查床上(图 3-3-1,图 3-3-2)。

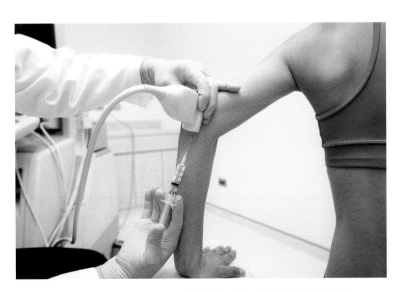

▲ 图 3-3-1 超声引导下肱骨内上髁炎介入治疗操作图(一)

坐位,屈肌总腱长轴切面

(2) 仰卧位,肘关节外展外旋,前臂放置于检查床上(图 3-3-3)。

2. 探头位置 探头放在肱骨内上髁处,显示屈肌总腱长轴切面(图 3-3-4)或短轴切面(图 3-3-5)。

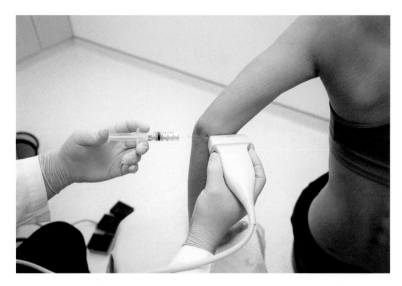

▲ 图 3-3-2　超声引导下肱骨内
上髁炎介入治疗操作图（二）

坐位,屈肌总腱短轴切面

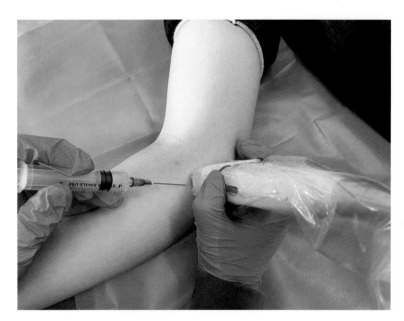

▲ 图 3-3-3　超声引导下肱骨内
上髁炎介入治疗操作图（三）

仰卧位,肘关节外展外旋

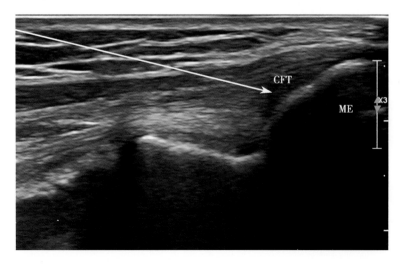

▲ 图 3-3-4　屈肌总腱长轴切面
超声图

箭头:平面进针路径;CFT:屈肌总
腱;ME:肱骨内上髁

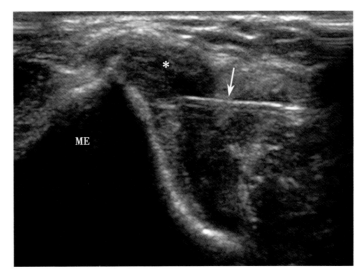

▲ 图 3-3-5　屈肌总腱短轴切面超声图，平面内进针法

箭头：穿刺针；星号：屈肌总腱；ME：肱骨内上髁

3. 进针方法

选择屈肌总腱肌腱增厚、回声减低处（图 3-3-6A）。

屈肌总腱腱周注射：平面内进针法，在屈肌总腱长轴或短轴切面引导针尖到达伸肌总腱的表面（近肱骨内上髁附着处）（图 3-3-6B，图 3-3-7A）。

屈肌总腱针刺治疗：平面内进针法，在屈肌总腱长轴切面实时引导针尖到达肌腱病变区域内（图 3-3-3，图 3-3-6C，图 3-3-7B）。

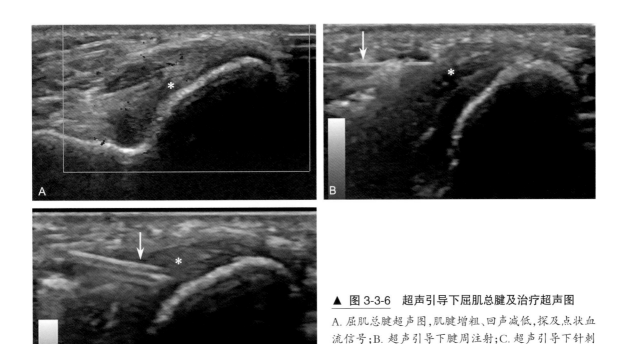

▲ 图 3-3-6　超声引导下屈肌总腱及治疗超声图

A. 屈肌总腱超声图，肌腱增粗、回声减低，探及点状血流信号；B. 超声引导下腱周注射；C. 超声引导下针刺治疗；箭头：穿刺针；星号：屈肌总腱

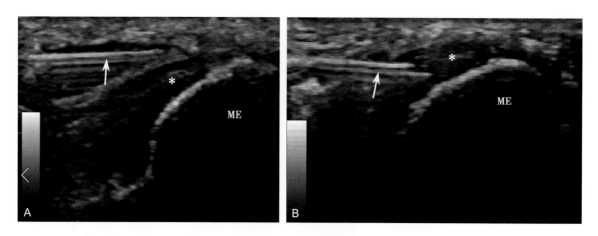

▲ 图 3-3-7　超声引导下屈肌总腱炎注射治疗超声图

A. 腱周注射;B. 肌腱内针刺;箭头:穿刺针;星号:屈肌总腱;ME:肱骨内上髁

4. 操作技巧

(1) 先行屈肌总腱腱周注射,应将类固醇及利多卡因混合液注射在肌腱表面。

(2) 再行屈肌总腱针刺治疗,将穿刺针进入到增厚回声减低的肌腱内,反复提插穿刺针,完成对整个肌腱病变区域及肌腱附着处肱骨外上髁的骨表面进行针刺。

5. 经验总结

(1) 针刺的次数没有明确规定,需尽量覆盖增厚的肌腱,当针尖能在肌腱内自由穿过时即可结束治疗。

(2) 操作应轻柔,减少对正常组织的损伤。

(3) 针刺治疗后,患者可出现短暂的疼痛加重,但会在 1~2 周内症状缓解,疼痛消失。

(4) 患者治疗后恢复期间,应减少患肢负重或过度活动,避免使肌腱反复处于紧张状态。

第四节　鹰嘴滑囊炎介入治疗

一、相关知识

鹰嘴滑囊是位于尺骨鹰嘴和皮肤之间含有滑液的囊袋样结构,用于减少骨与软组织或皮肤之间的摩擦,与邻近的关节不相通,通常只有存在炎症时才能被超声或 MRI 发现。

二、适应证

对于各种原因如创伤、感染、炎性疾病等引导的鹰嘴滑囊炎,经休息、加压、理疗、口服消炎药等保守治疗无效者,可进行超声引导下抽吸治疗,并可注入少量类固醇激素。如果怀疑有感染,则不能使用皮质类固醇注射。

三、要点

- 使用高频线阵探头。
- 穿刺针:18~20G。
- 药物:1~2ml 皮质类固醇注射液、局麻药和生理盐水的混合液;适量生理盐水(5~10ml)。

四、操作步骤

1. 患者体位

(1) 坐位,手掌支撑于检查床,肘关节微屈,平面内进针法(图 3-4-1)。

(2) 坐位或仰卧位,肘关节屈曲放于床面(图 3-4-2)。

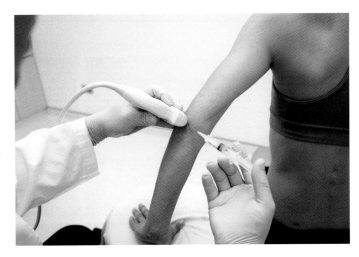

▲ 图 3-4-1 超声引导下鹰嘴滑囊炎介入
治疗操作图(一)

坐位,平面内进针法

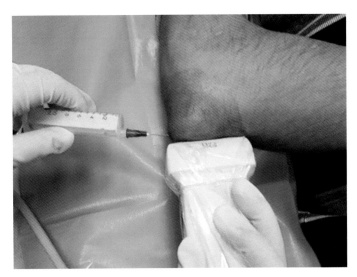

▲ 图 3-4-2 超声引导下鹰嘴滑囊炎介入
治疗操作图(二)

仰卧位,平面内进针法

2. **探头位置** 探头放置于尺骨鹰嘴上方,显示滑囊最大横切面或纵切面。

3. **进针方法** 平面内进针法,引导针尖进入滑囊中心液体部位(图 3-4-3)。

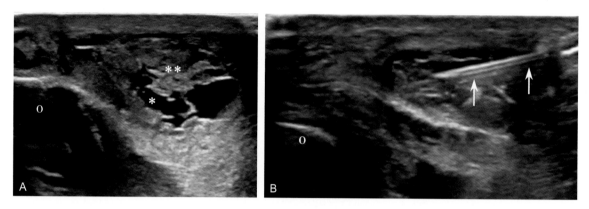

▲ 图 3-4-3 鹰嘴滑囊炎超声图及超声引导下介入治疗

A.鹰嘴滑囊炎超声图;B.超声引导下鹰嘴滑囊炎介入治疗;O:鹰嘴;单星号:滑囊;双星号:滑膜;箭头:穿刺针

4. **经验总结**

(1) 抽吸积液时,避开增厚的滑膜组织,使液体尽量被抽吸干净(图 3-4-4)。

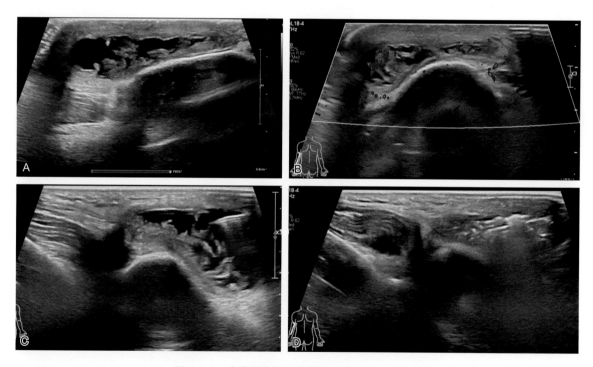

▲ 图 3-4-4 鹰嘴滑囊炎超声图及超声引导下介入治疗

A.肘关节皮下组织内局限性液性暗区,内可见滑膜增生;B.滑膜内血流丰富;C.超声引导下液体抽吸;D.超声引导下生理盐水冲洗及药物注射

(2) 对于回声混杂的滑囊积液,可用生理盐水反复冲洗,尤其是痛风性滑囊炎,内有较多的痛风结晶,冲洗液体清亮后,最后注入类固醇激素及利多卡因混合液 2ml(图 3-4-5)。

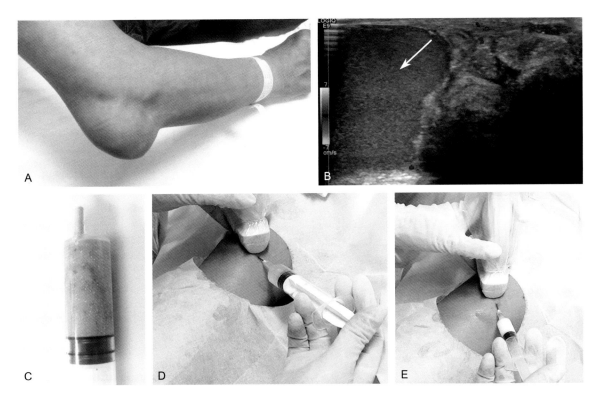

▲ 图 3-4-5 痛风性鹰嘴滑囊炎超声图及超声引导下介入治疗

A. 鹰嘴滑囊炎伴痛风石外观；B. 超声引导下穿刺治疗（箭头：穿刺路径）；C. 抽出的液体；D. 生理盐水冲洗；E. 药物注射治疗

第四章 手 腕 部

第一节 手腕部腱鞘囊肿/滑膜囊肿介入治疗

一、相关知识

腱鞘囊肿/滑膜囊肿好发于手腕部、脚踝部,其中腕背、脚背部多见,囊腔内通常充满无色透明或淡黄色胶冻状黏稠液体,囊壁由致密纤维结缔组织构成。腱鞘囊肿/滑膜囊肿病因尚未明确,普遍认为是慢性炎症影响了腱鞘滑膜或者关节内结构,导致滑膜膨出引起的。一般认为腱鞘囊肿不与关节相通,位于关节旁与关节相通的多为滑膜囊肿。

二、适应证

腱鞘囊肿的治疗通常包括密切观察、抽吸注射或手术。对于直径小于1cm且无明显症状的腱鞘囊肿可选择密切观察,约50%可以自行吸收。若患者出现局部疼痛、不适等症状,且囊肿持续增大,则应考虑抽吸注射或手术治疗。文献报道手术切除与抽吸注射的复发率相当,但手术切除有留疤、术后粘连等问题存在,而抽吸注射则具有创伤小的优势。

三、要点

- 使用高频线阵探头。
- 穿刺针:16~18G。
- 药物:1ml皮质类固醇注射液、1ml利多卡因和2~3ml生理盐水。

四、操作步骤

1. **患者体位**　坐位,充分暴露囊肿病灶(图4-1-1)。

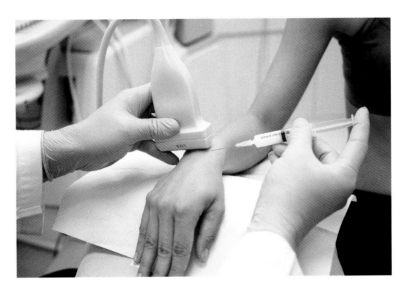

▲ 图4-1-1　超声引导下手腕部腱鞘囊肿介入治疗操作图

2. **探头位置**　探头放在皮肤隆起处,即腱鞘囊肿上方(图4-1-2),显示囊肿最大切面(图4-1-3),避开周围神经及血管。

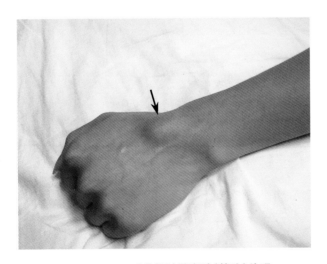

▲ 图4-1-2　手背部腱鞘囊肿(箭头)外观

3. **进针方法**　平面内进针法,引导针尖进入囊肿中心部位(图4-1-4、图4-1-5)。

4. **经验总结**

(1) 若使用18G穿刺针不能将囊液抽出,则可更换为16G穿刺针再抽吸,或者于囊肿内注入

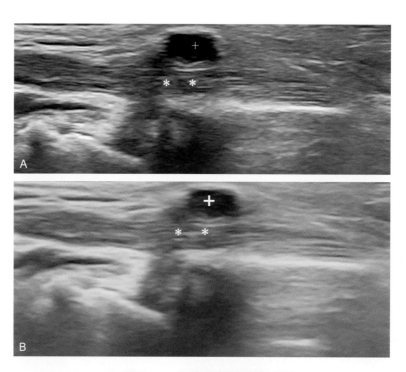

▲ 图 4-1-3　肌腱旁腱鞘囊肿超声图
A. 二维超声图；B. 三维超声图；+：囊肿；星号：肌腱

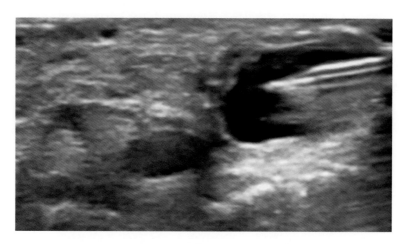

▲ 图 4-1-4　超声引导下腱鞘囊肿介入治疗超声图（一）
平面内进针

适量生理盐水（1~2ml）后再抽吸，抽吸干净后用生理盐水反复冲洗，再注入少量类固醇（根据囊肿大小）。

（2）若囊液仍未抽出，用针尖多点针刺囊壁使其"开窗"后，再抽吸或用手挤压囊肿局部，使其通过皮肤针眼排出或渗入周围组织待吸收，最后可注入少量类固醇混合液，促进囊肿吸收修复（图4-1-6）。

（3）囊肿内有分隔时，应刺破分隔（图4-1-7F）。

（4）穿刺路径术前评估非常重要，要避开周围神经及血管（图4-1-7、图4-1-8）。

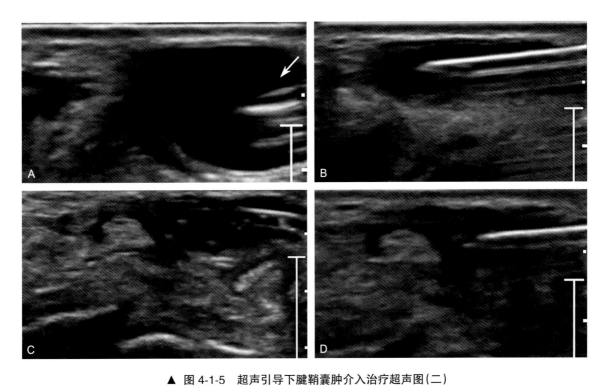

▲ 图 4-1-5 超声引导下腱鞘囊肿介入治疗超声图（二）

A. 超声引导下平面内进针（箭头：穿刺针）；B. 液体抽吸；C. 生理盐水冲洗及类固醇注射；D. 治疗结束保留少量药物

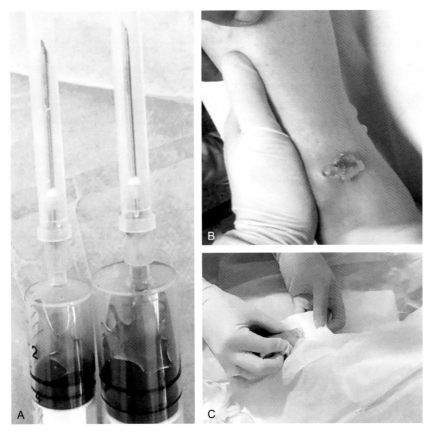

▲ 图 4-1-6 腱鞘囊肿"开窗法"治疗

A. 用 16G 针头刺破腱鞘囊肿壁并抽吸出黄色黏稠囊液；B、C. 用手挤压干净

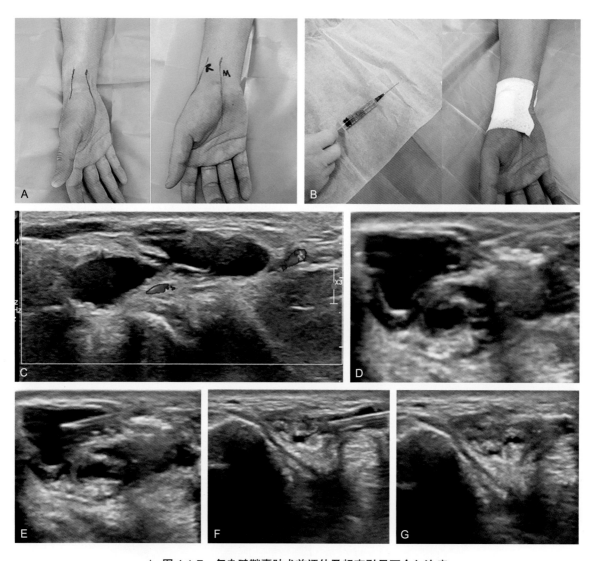

▲ 图 4-1-7　复杂腱鞘囊肿术前评估及超声引导下介入治疗

A. 术前标识囊肿与正中神经（M）及桡神经（R）的关系；B. 术后穿刺液及术后敷贴；C. 右侧手腕腱鞘囊肿，呈分隔状，与血管神经关系密切；D. 局部麻醉；E. 穿刺针进入囊腔；F. 破坏分隔后，囊液抽吸及冲洗；G. 治疗结束，保留少许药物

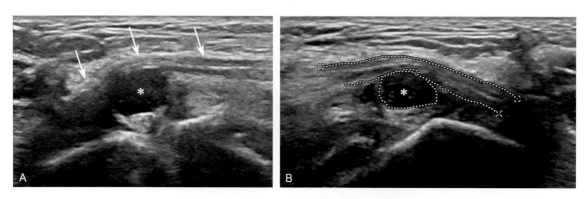

▲ 图 4-1-8　踝关节滑膜囊肿超声图及介入治疗

A. 右脚内踝关节处滑膜囊肿（星号）与胫神经（箭头）关系紧密；B. 胫神经（虚线）走行于囊肿（星号）上方

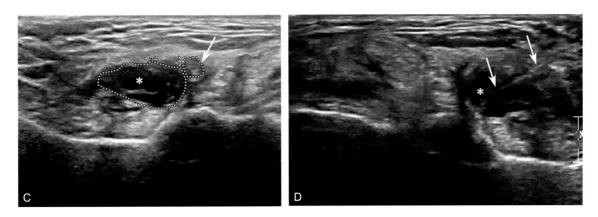

▲ 图 4-1-8(续)

C.旋转探头选择神经短轴切面(箭头)进针,星号:囊肿;D.超声引导下避开神经穿刺治疗,箭头:穿刺针,星号:囊肿

（5）同手术切除一样,囊肿抽吸注射治疗后也有复发的可能。用穿刺针破坏囊壁,有助于避免囊肿复发。

（6）脚踝部的腱鞘囊肿及滑膜囊肿治疗方式相同(图 4-1-9)。

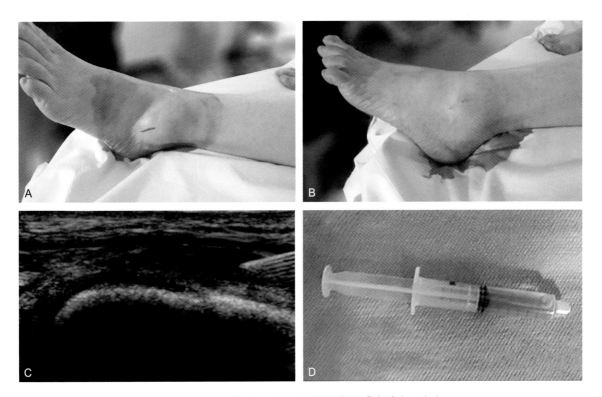

▲ 图 4-1-9　超声引导下左侧脚踝部滑膜囊肿介入治疗

A.治疗前;B.治疗后;C.超声引导下穿刺抽吸治疗;D.抽出黏稠的黄色液体

第二节　指间关节介入治疗

一、相关知识

　　指间关节又称指骨间关节,属于滑车关节,由上一节指骨滑车与下一节指骨底构成,位置较浅。关节囊松弛薄弱,关节腔较宽。受指屈肌腱、伸肌腱牵拉,指骨间关节可以作屈伸运动。

二、适应证

　　对于骨性关节炎、类风湿性关节炎、银屑病关节炎等引导的指间关节疼痛,经理疗、休息、抗炎等保守治疗无效者,可行超声引导下指间关节注射治疗。

三、要点

- 使用高频线阵探头或"曲棍球式"超高频探头。
- 穿刺针:23~25G。
- 药物:1~2ml 皮质类固醇注射液、局麻药和生理盐水的混合液。

四、操作步骤

　　1. **患者体位**　坐位,手掌面朝下放在检查床上(图 4-2-1)。

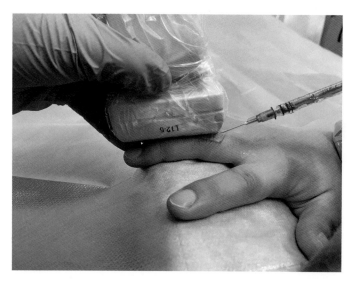

▲ 图 4-2-1　超声引导下指间关节腔介入治疗操作图

2. 探头位置　探头横切,显示指间关节短轴切面(图 4-2-2)。

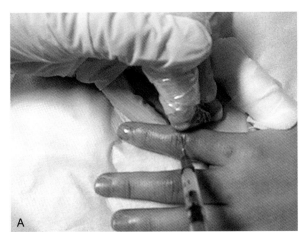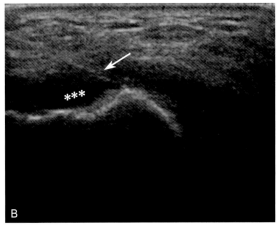

▲ 图 4-2-2　超声引导下指间关节腔介入治疗

A. 超声引导下指间关节腔介入治疗操作图;B.超声引导下穿刺针(箭头)进入关节腔(星号)

3. 进针方法　平面内进针法,引导针尖进入指间关节间隙(关节囊深面)(图 4-2-2)。

4. 经验总结

(1) 使用彩色多普勒显示指动脉,避免穿刺时损伤指动脉和指神经。

(2) 经验丰富的操作者,可使用平面外进针法,穿刺路径更短。

(3) 指间关节较小,经验不丰富者建议先局部麻醉后,再进行介入治疗。

第三节　腕关节腔介入治疗

一、相关知识

腕关节即桡腕关节,属于球窝关节,由腕关节由手的舟骨、月骨和三角骨的近侧关节面作为关节头,桡骨的腕关节面和尺骨头下方的关节盘作为关节窝而构成(图 4-3-1)。

二、适应证

对于运动损伤(如乒乓球运动员)、外伤、类风湿性关节炎、痛风性关节炎、银屑病关节炎、骨性关节炎等疾病引起的腕关节疼痛,经口服非甾体抗炎药、理疗等治疗无效者,可行超声引导下桡腕关节腔注射。三角纤维软骨复合体损伤(如乒乓球运动员)时,可行桡腕关节注射玻璃酸钠。

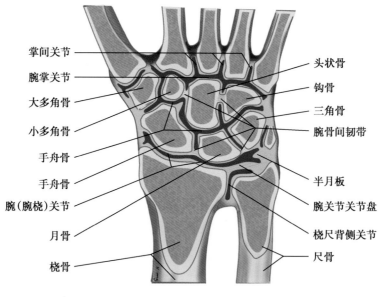

掌间关节

腕掌关节

大多角骨

小多角骨

手舟骨

手舟骨

腕(腕桡)关节

月骨

桡骨

头状骨

钩骨

三角骨

腕骨间韧带

半月板

腕关节关节盘

桡尺背侧关节

尺骨

▲ 图 4-3-1　腕关节解剖示意图

三、要点

- 使用高频线阵探头。

- 穿刺针：20~23G。

- 药物：1~3ml 皮质类固醇注射液、局麻药和生理盐水的混合液，或使用 1~2ml 玻璃酸钠注射液。

四、操作步骤

1. **患者体位**　坐位，手掌面朝下，腕关节下方垫物将其托起（图 4-3-2）。

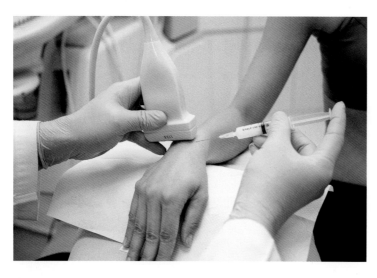

▲ 图 4-3-2　超声引导下腕关节穿刺治疗操作图（一）

平面内进针法

2. **探头位置**　探头纵向放置于腕背部桡腕关节上方,显示桡腕关节长轴切面(图4-3-3)。

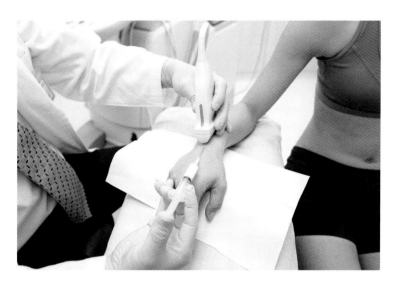

▲ 图4-3-3　超声引导下腕关节穿刺治疗操作图(二)

平面内进针法

3. 进针方法

(1) 平面内进针法,引导针尖进入桡腕关节间隙(图4-3-4~ 图4-3-6)。

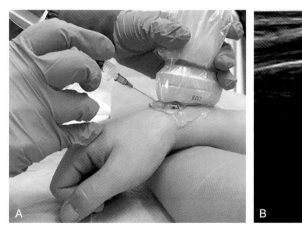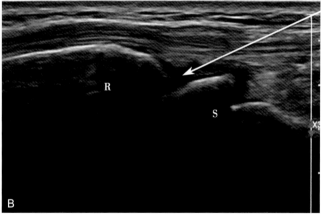

▲ 图4-3-4　超声引导下腕关节穿刺治疗操作图及超声图

A.超声引导下腕关节穿刺治疗操作;B.桡腕关节长轴切面超声图;箭头指示进针路径;R:桡骨;S:舟骨

(2) 平面外进针法,超声引导穿刺针进入桡腕关节腔(图4-3-7)。

4. **经验总结**

(1) 注意识别腕背部重要的骨性解剖标志——Lister 结节,以帮助定位桡腕关节穿刺进针点。

(2) 关节腔炎伴积液时,选择液体较多处注射治疗。

(3) 结核性关节腔积液只能抽吸,不能注入类固醇药物(图4-3-6)。

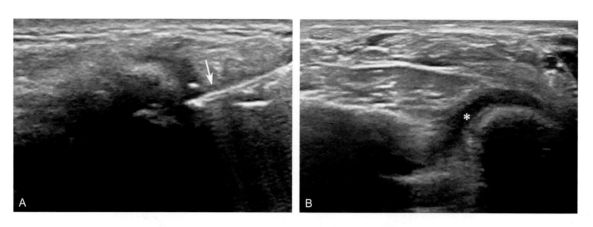

▲ 图 4-3-5 超声引导下腕关节穿刺治疗

A. 超声引导下桡腕关节长轴切面进针注射治疗, 箭头: 穿刺针; B. 注射后关节增宽, 药物弥散, 星号: 关节腔

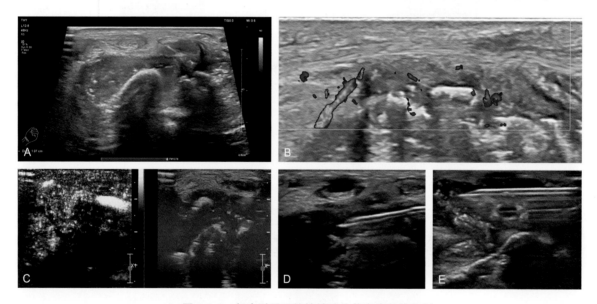

▲ 图 4-3-6 超声引导下结核性腕关节炎诊断性穿刺

A. 腕关节横切超声图, 腕关节腔积液伴滑膜增生、骨质破坏; B. 彩色多普勒超声, 增生的滑膜内血流丰富; C. 超声造影: 动脉期增厚的滑膜呈快速高增强; D、E. 超声引导下关节腔液体抽吸送检 (病理检查见大量炎性肉芽肿, 结核菌素试验阳性)

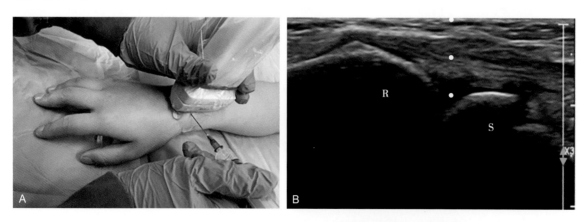

▲ 图 4-3-7 超声引导下桡腕关节腔介入治疗操作图及超声示意图

A. 超声引导下桡腕关节腔介入治疗操作图, 长轴切面平面外进针法; B. 桡腕关节腔超声示意图, R: 桡骨, S: 舟骨

（4）腕关节过度背伸、前臂旋前或向尺侧偏斜等扭转挤压等暴力可导致软骨盘损伤，软骨盘位于尺骨、三角骨及月骨之间，呈低回声，易被误认为是积液，穿刺时注意避免软骨盘损伤（图4-3-8）。

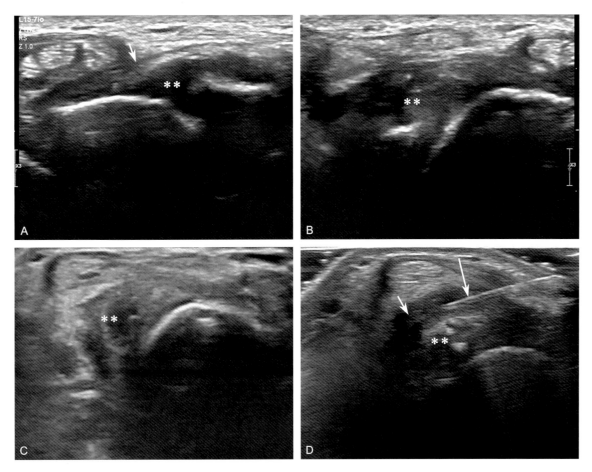

▲ 图4-3-8 超声引导下桡腕关节腔介入治疗长轴切面平面外进针法

A. 正常左侧手腕关节；B. 患侧右侧手腕关节软骨盘损伤；C. 软骨盘回声不均匀；D. 超声引导下关节腔注射治疗；短箭头：关节腔；星号：软骨盘；长箭头：穿刺针

第四节 手腕背侧腔室介入治疗

一、相关知识

腕背部浅面为伸肌支持带，对腕伸肌腱起固定作用，并发出纤维隔将腕部的伸肌腱分为6个腔室，每个腔室包括1个或多个肌腱。第一腔室位于桡骨茎突的外侧，内含拇长展肌腱和拇短伸肌腱，各有自己的腱鞘。第二腔室紧邻第一腔室尺侧，位于Lister结节的桡侧，其内容纳桡侧腕长伸肌腱和桡侧腕短伸肌腱，各有独立的腱鞘，分别止于第2、3掌骨底。第三腔室位于Lister结节尺侧,内为拇长伸肌腱及其腱鞘。从第三腔室再向尺侧,依次为第四、五、六腔室,分别容纳指伸肌腱和示指伸肌腱、小指伸肌腱、尺侧腕伸肌腱(图 4-4-1)。

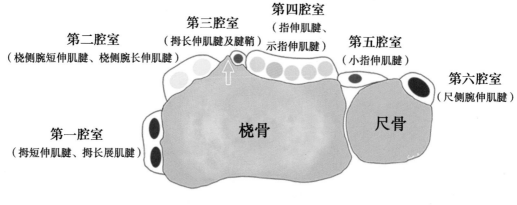

▲ 图 4-4-1 手腕背侧腔室解剖示意图

二、适应证

由于肌腱炎、腱鞘炎、肌腱部分撕裂等导致腕部顽固性疼痛,经休息、抗炎和理疗等治疗无效时,可对相应腔室行超声引导下注射治疗。例如,拇长展肌腱和拇短伸肌腱因受到反复的微小创伤而导致狭窄性腱鞘炎,又称作桡骨茎突狭窄性腱鞘炎、"De Quervain 综合征"或"妈妈手",可行第一腔室注射治疗。

三、要点

- 使用高频线阵探头。
- 穿刺针:22~25G。
- 药物:0.5~1.0ml 皮质类固醇注射液、局麻药和生理盐水的混合液。

四、操作步骤

1. **患者体位**　坐位,手腕放在检查床或桌上,根据靶目标位置合理摆放手的位置,如第一腔室注射时手尺侧朝下立于检查床上(图 4-4-2)。

2. **探头位置**　探头放在病变的肌腱/腱鞘上方,显示肌腱长轴切面(图 4-4-2)或短轴切面(图4-4-3)。

3. **进针方法**　平面内进针法,在肌腱长轴切面或者短轴切面上,实时引导针尖到达病变的腱鞘内(图 4-4-4)。

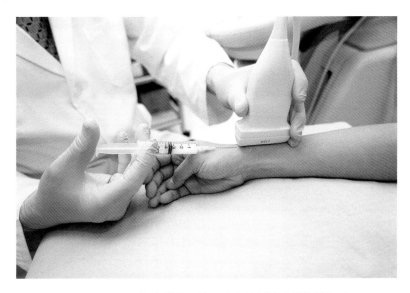

▲ 图 4-4-2　超声引导下第一腔室注射治疗操作图（一）

长轴切面，平面内进针法

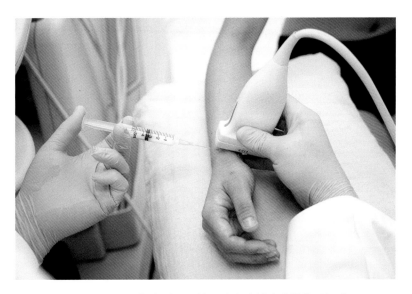

▲ 图 4-4-3　超声引导下第一腔室注射治疗操作图（二）

短轴切面，平面内进针法

4. 经验总结

（1）操作前，应确认病变的肌腱／腱鞘与周围血管、神经关系，避免医源性损伤。

（2）可先注射局麻药及生理盐水混合液松解粘连，以及用针刺反复松解，最后再在腱鞘内注射类固醇，避免将药物注入肌腱内。

（3）对于肌腱部分断裂经保守治疗无效的患者，注射类固醇药物有可能导致肌腱断裂，应告知患者风险；有条件者可用 PRP 替代。

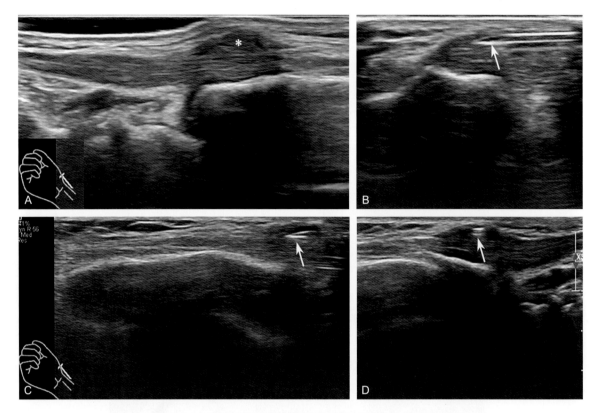

▲ 图 4-4-4　超声引导下桡骨茎突狭窄性腱鞘炎松解治疗超声图

A. 右侧手腕桡骨茎突狭窄性腱鞘炎,星号:增厚的腱鞘;B、C. 超声引导下长轴切面松解治疗,箭头:针尖;D. 短轴切面显示穿刺针(箭头)

第五节　指屈肌腱腱鞘炎介入治疗

一、相关知识

指屈肌腱有深、浅两组,起于前臂,经过腕管、掌心、屈指腱鞘管而分别抵止于末节指骨基底及中节指骨近段嵴。在腕管内,四组指浅、深屈肌腱被屈肌总腱鞘(尺侧囊)包裹,而拇长屈肌腱被拇长屈肌腱鞘(桡侧囊)包绕。两个腱鞘均超过屈肌支持带近侧和远侧各 2.5cm。屈肌总腱鞘常与小指屈肌滑膜鞘相连,拇长屈肌腱鞘与拇指屈肌滑膜鞘相连。

二、适应证及禁忌证

对于各种急、慢性手指屈肌腱肌腱炎或腱鞘炎均可行超声引导下腱鞘内注射治疗。结核性腱鞘炎禁忌注射类固醇。

三、要点

- 使用高频线阵探头。
- 穿刺针:22~25G。
- 药物:1ml 皮质类固醇注射液、局麻药和生理盐水的混合液。

四、操作步骤

1. **患者体位** 坐位,掌面朝上,腕下垫物(图 4-5-1)。
2. 探头位置 探头横向放置于手掌部,显示指屈肌腱长轴切面(图 4-5-1)及短轴切面(图 4-5-2)。

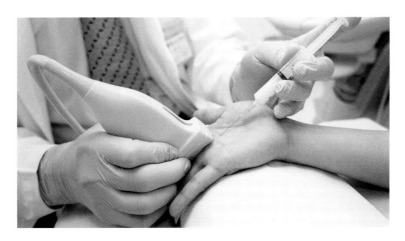

▲ 图 4-5-1 超声引导下指屈肌腱腱鞘介入治疗操作图(一)

长轴切面,平面内进针法

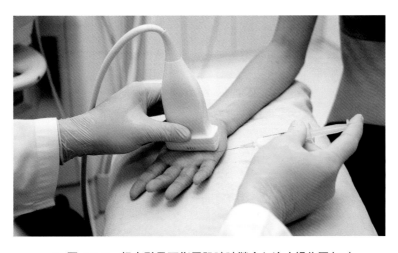

▲ 图 4-5-2 超声引导下指屈肌腱腱鞘介入治疗操作图(二)

短轴切面,平面内进针法

3. 进针方法　平面内进针法,引导针尖进入病变的腱鞘内(图 4-5-3)。

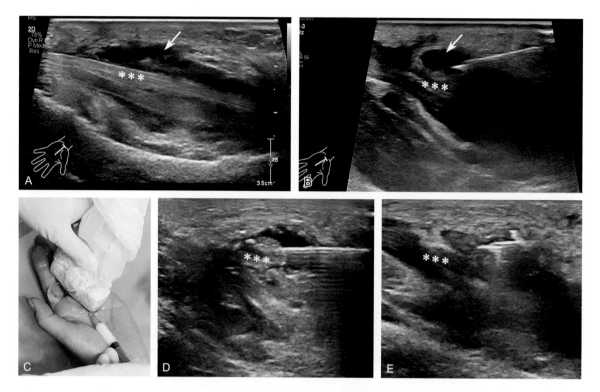

▲ **图 4-5-3　超声引导下指屈肌腱腱鞘介入治疗**

A. 指屈肌腱腱鞘积液伴滑膜增生;B、C. 超声引导下穿刺抽液;D. 生理盐水冲洗;E. 药物注射;星号:屈肌腱;箭头:腱鞘积液

4. 经验总结

(1) 一般将类固醇混合液注射病变的屈肌腱腱鞘内。

(2) 警惕结核性腱鞘炎,不能注射类固醇(图 4-5-4)。

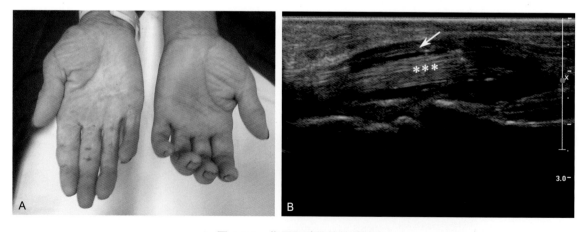

▲ **图 4-5-4　指屈肌腱结核性腱鞘炎**

A. 左侧手指伸展障碍,右手正常;B. 指屈肌腱增粗(星号)及腱鞘增厚、滑膜增生(箭头)

第六节 指屈肌腱狭窄性腱鞘炎介入治疗

一、相关知识

指屈肌腱狭窄性腱鞘炎,又称扳机指、弹响指,是指拇指或其他手指发生于掌指关节部位(A1)滑车的狭窄性腱鞘炎。A1 滑车起于掌指关节掌板,近关节处其宽约 5mm,平均长约 1cm,手指近端横纹可作为 A1 滑车的体表标志。

二、适应证

弹响指患者经制动、避免寒冷刺激、理疗等保守治疗无效时,可选择超声引导下注射联合 A1 滑车松解治疗,有助于缓解疼痛和屈肌腱活动受限。

三、要点

- 使用高频线阵探头。
- 穿刺针:22~25G。
- 药物:0.5ml 局麻药;0.5~1.0ml 皮质类固醇注射液、局麻药和生理盐水的混合液;或使用玻璃酸钠注射液。
- 穿刺前应在拟穿刺路径上(皮下组织)注入少量利多卡因局部麻醉。

四、操作步骤

1. **患者体位** 坐位,掌面向上放在检查床或桌上,手背垫薄枕(图 4-6-1)。
2. **探头位置** 探头放置于掌指关节上方,显示屈肌腱和 A1 滑车的长轴切面或短轴切面。
3. **进针方法**
(1) 平面内进针法,在肌腱长轴切面上,实时引导针尖到达 A1 滑车与肌腱表面之间(图 4-6-2、图 4-6-3)。
(2) 平面内进针法,在肌腱短轴切面上,实时超声引导针尖到达 A1 滑车增厚处。
4. **操作技巧**
第一步:在 A1 滑车与肌腱表面之间注入少量类固醇混合液,观察液体弥散情况。
第二步:接着用针尖反复针刺松解增厚的 A1 滑车,减轻与肌腱表面的粘连,针刺过程中应尽

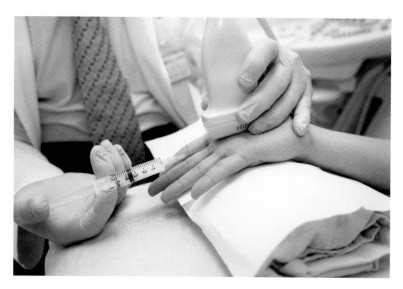

▲ 图 4-6-1　超声引导下指屈肌腱狭窄性腱鞘炎介入治疗操作图

长轴切面,平面内进针法

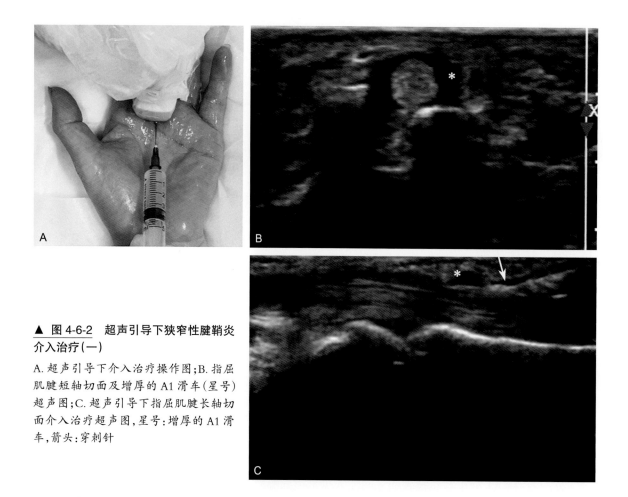

▲ 图 4-6-2　超声引导下狭窄性腱鞘炎介入治疗(一)

A. 超声引导下介入治疗操作图;B. 指屈肌腱短轴切面及增厚的 A1 滑车(星号)超声图;C. 超声引导下指屈肌腱长轴切面介入治疗超声图,星号:增厚的 A1 滑车,箭头:穿刺针

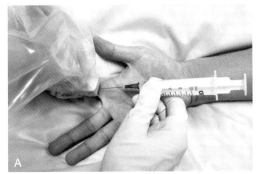
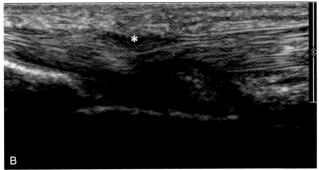
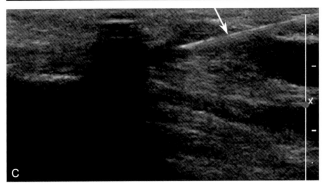

▲ 图 4-6-3 超声引导下狭窄性腱鞘炎介入治疗(二)

A. 超声引导下介入治疗操作图;B. 指屈肌腱长轴切面及增厚的 A1 滑车(星号)超声图;C. 超声引导下指屈肌腱长轴切面介入治疗,箭头:穿刺针

量减小针体与肌腱长轴的夹角,以免针刺时损伤肌腱。

第三步:再注入类固醇混合液,并在肌腱长轴和短轴切面上观察,若药物能在肌腱周围均匀弥散,则 A1 滑车松解完成。

完成上述步骤后,应使患者指间关节做被动屈伸动作,观察是否仍有"弹响",若有应继续松解 A1 滑车。

5. 经验总结

(1) 治疗过程中应不断调整探头方向,在不同超声切面上观察治疗情况。

(2) 对于 A1 滑车明显增厚的患者,一次松解可能难以使"弹响"完全消失,应嘱患者自行康复锻炼;若症状不能完全缓解,可行第二次治疗。

(3) 在针刺松解 A1 滑车时,可控制针体与注射器成钝角,使针体尽量平行于肌腱长轴方向,避免损伤肌腱。

(4) 避免将类固醇药物注入肌腱内,以免导致肌腱断裂发生。

(5) 进行此操作时,操作者应细致耐心,尽量使 A1 滑车与肌腱粘连的部分松解完全,促进功能恢复。

第七节 腕管综合征介入治疗

一、相关知识

腕管是一个由腕骨和屈肌支持带(腕横韧带)组成的骨纤维管道,内包含正中神经、四条指浅屈肌腱、四条指深屈肌腱和拇长屈肌腱(图 4-7-1)。正中神经走行于腕横韧带下方、屈肌腱表面,紧贴腕横韧带。各种原因如骨关节炎、类风湿性关节炎、腕骨变异、前臂或腕部骨折、腕骨脱位或半脱位、腕横韧带增厚、屈指肌肌腹过低、局部肿块等都可引起腕管内压力增高,导致腕管综合征。

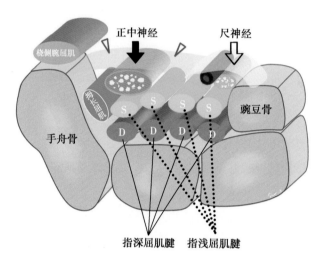

▲ 图 4-7-1 腕管解剖示意图

二、适应证

对于经制动、夹板固定等保守治疗仍无法缓解症状的腕管综合征患者,可行超声引导下腕管内注射治疗;对指屈肌腱腱鞘炎可行腱鞘内药物注射;对腱鞘囊肿行囊肿抽吸治疗;对于腕横韧带增厚引起的腕管综合征,可行腕横韧带注射治疗或松解治疗。

三、要点

- 使用高频线阵探头。
- 穿刺针:22~25G。
- 药物:1~2ml 皮质类固醇注射液、局麻药和生理盐水的混合液。

四、操作步骤

1. **患者体位** 坐位,掌面朝上,腕下垫物(图 4-7-2)。

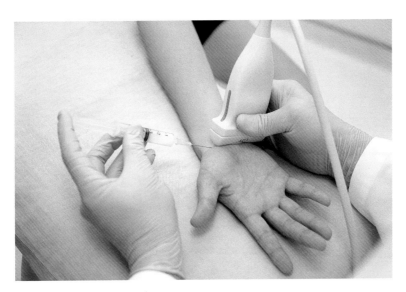

▲ 图 4-7-2 超声引导下腕管综合征介入治疗操作图(一)

短轴切面,平面内进针法

2. **探头位置** 探头放置于腕管上方,显示正中神经短轴切面(图 4-7-2、图 4-7-3)或长轴切面(图 4-7-4)。

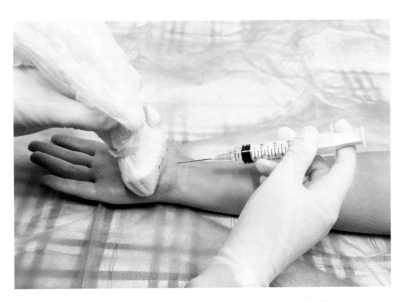

▲ 图 4-7-3 超声引导下腕管综合征介入治疗操作图(二)

短轴切面,平面外进针法

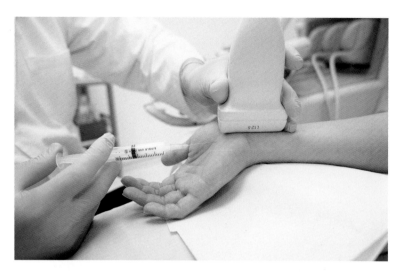

▲ 图 4-7-4　超声引导下腕管综合征介入治疗操作图（三）

长轴切面，平面内进针法

3. 进针方法

（1）注射治疗时，使用平面内进针法，在正中神经短轴切面，引导针尖到达增厚的滑膜处（图4-7-5、图 4-7-6）。

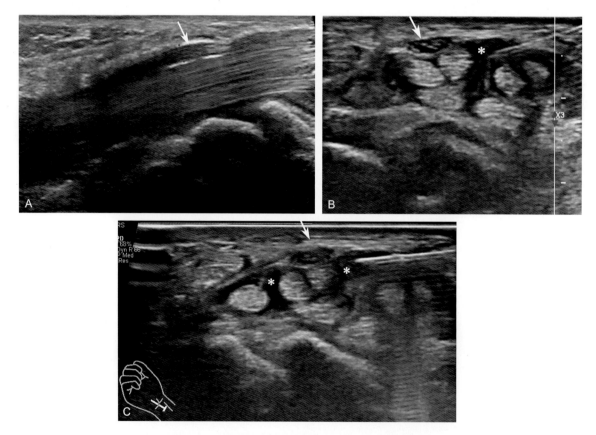

▲ 图 4-7-5　超声引导下腕管综合征介入治疗超声图（一）

A. 长轴切面显示正中神经增粗，回声减低（箭头），指屈肌腱增粗；B、C. 超声引导下腕管内注射治疗（短轴切面），针尖进入腕管内到达增厚滑膜处（星号）；箭头：正中神经

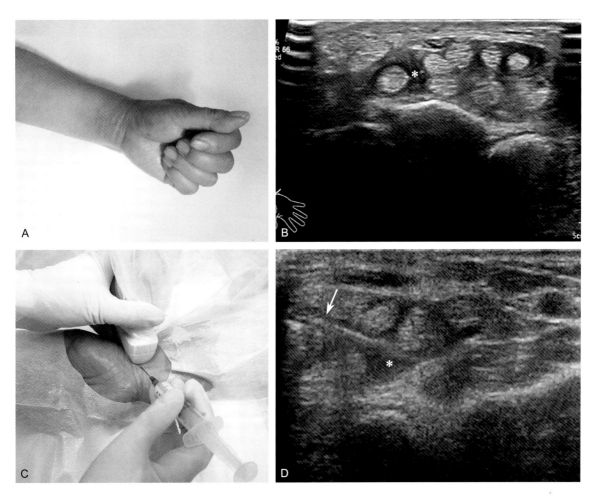

▲ 图 4-7-6 超声引导下腕管综合征介入治疗(一)

A. 患者手指屈曲障碍;B. 腕管内可见肌腱增粗,滑膜增厚,呈低回声(星号);C. 超声引导下平面内进针操作图,短轴切面;D. 超声引导下穿刺针(箭头)进入腕管内,到达滑膜增厚处(星号)

(2) 腕横韧带松解治疗时,使用平面内进针法,在正中神经长轴切面,引导针尖到达神经受卡压处的腕横韧带(图 4-7-7、图 4-7-8)。

4. 操作技巧 腕横韧带松解治疗时,尽量使针体平行神经走行方向,用针尖反复针刺松解增厚的腕横韧带,并在腕横韧带下方注入少量类固醇混合液。

5. 经验总结

(1) 在针刺松解腕横韧带时,可控制针体与注射器成钝角,使针体尽量平行于神经长轴方向,避免针尖刺伤神经。

(2) 操作时应认真谨慎,避免刺伤神经或将类固醇药物注入神经内。

(3) 应注意观察腕管内结构,明确病因,对于类风湿性关节炎、指屈肌腱腱鞘炎、腱鞘囊肿等引起的正中神经卡压症状,应当积极针对病因进行处理。

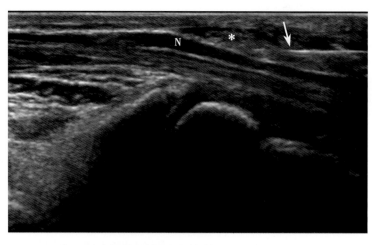

▲ 图 4-7-7 超声引导下腕管综合征介入治疗超声图(二)

穿刺针(箭头)到达腕横韧带处反复针刺；N:正中神经；星号:腕横韧带

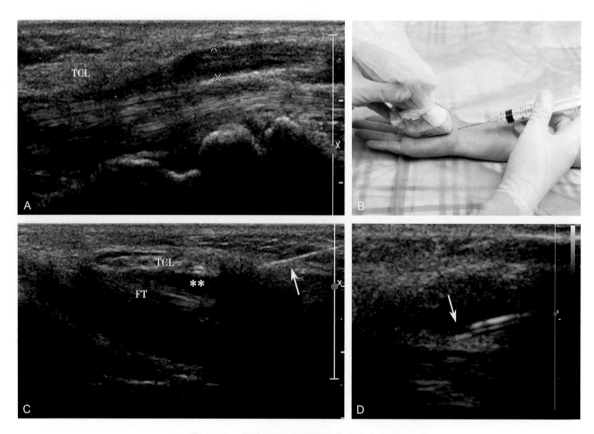

▲ 图 4-7-8 超声引导下腕管综合征介入治疗(二)

A. 正中神经长轴切面超声图,腕横韧带增厚处(TCL)正中神经受压变细,近端水肿增粗,回声减低(测量处);B. 超声引导下长轴切面平面内进针操作图;C. 超声引导下穿刺针到达腕横韧带处;D. 穿刺针对腕横韧带反复针刺后局限性变薄;TCL:腕横韧带;星号:正中神经;FT:屈肌腱;箭头:穿刺针

第五章　髋　　部

第一节　髋关节腔介入治疗

一、相关知识

髋关节由股骨头与髋臼相对构成,属于杵臼关节,在髋臼的边缘有关节盂唇附着,加深了关节窝的深度(图 5-1-1)。关节囊及周围的髂股韧带、坐股韧带和耻股韧带延伸包绕股骨头和股骨颈。股骨颈的前面完全包在关节囊内,而后面有一部分处于关节囊外。

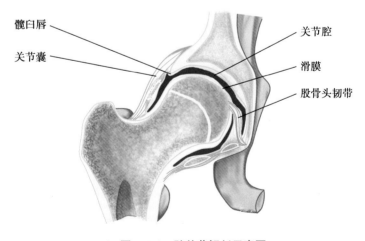

▲ 图 5-1-1　髋关节解剖示意图

二、适应证

对于骨性关节炎及各种炎性关节病引起的髋关节疼痛,可行髋关节腔注射治疗;对于各种原因引起的髋关节积液,可行积液抽吸治疗;积液病因不明确者,可抽取关节积液送检。

三、要点

- 使用低频凸阵探头或中高频线阵探头。
- 穿刺针:22~25G。
- 药物:3~5ml 皮质类固醇注射液、局麻药和生理盐水的混合液;玻璃酸钠注射液(适用于骨性关节炎)。

四、操作步骤

1. 患者体位 仰卧位,膝关节轻度屈曲(膝下垫枕)(图 5-1-2)。

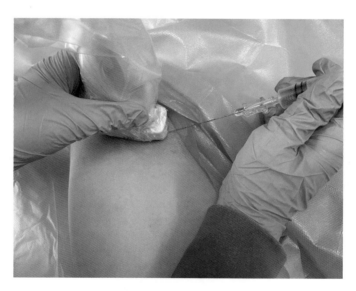

▲ 图 5-1-2 超声引导下髋关节腔穿刺操作图

2. **探头位置** 探头放置于髋关节前方,平行于股骨颈,显示股骨颈长轴切面(图 5-1-2)。

3. **进针方法** 平面内进针法(图 5-1-3),引导针尖进入股骨头、颈交界处的髋关节腔前隐窝。

4. **经验总结**

(1) 对于儿童或体型瘦长者,使用高频线阵探头(图 5-1-4);对于体型肥胖者,使用低频凸阵探头,并适当调整频率以便清晰显示髋关节。

(2) 穿刺路径上应避开旋股外侧动脉及股神经血管束。

(3) 当针尖进入关节腔后,可注入少量液体,若阻力小且超声能观察到液体在关节腔内弥散,则可继续推注药物,否则应调整针尖位置或方向。

(4) 对于结核所致的关节腔积液,应抽吸送检,禁忌注入类固醇药物。

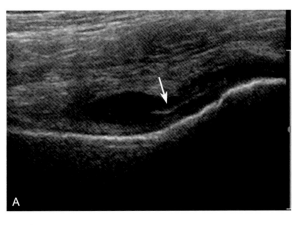

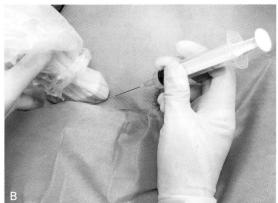

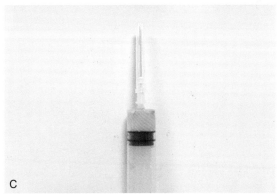

▲ 图 5-1-3　超声引导下髋关节腔穿刺抽液

A.髋关节腔积液（箭头）超声图；B.超声引导下髋关节腔穿刺抽液操作图,平面内进针法；C.穿刺针抽出淡黄色液体

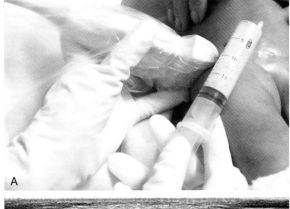

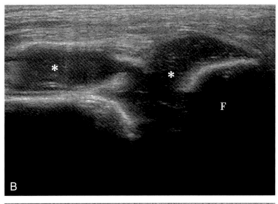

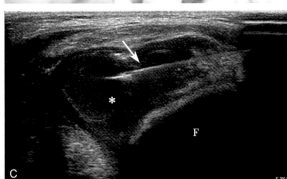

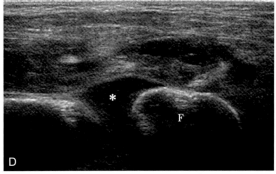

▲ 图 5-1-4　超声引导下小儿髋关节腔积液穿刺抽液

A.超声引导下抽吸出黄绿色浓稠液体；B.穿刺前小儿髋关节积液超声图；C.超声引导下小儿髋关节腔穿刺抽液,平面内进针法；D.抽液后髋关节腔积液减少；箭头:穿刺针；星号:髋关节腔积液；F:股骨头

(5) 肿瘤导致的关节腔积液,行液体抽吸同时关节腔注入抗肿瘤药物,避免复发(图 5-1-5)。

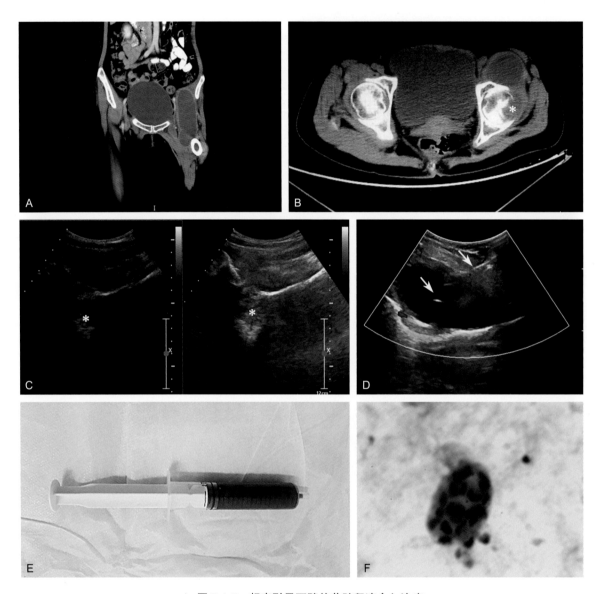

▲ 图 5-1-5　超声引导下髋关节腔积液介入治疗

A、B. 肾癌左侧股骨转移伴髋关节腔积液;C. 超声造影可见股骨颈骨质破坏处动脉期高增强(星号);D. 超声引导下关节腔抽液并注入化疗药物;E. 抽出黏稠陈旧性血性液体;F. 病理检查见少许核异质细胞

第二节　骶髂关节炎介入治疗

一、相关知识

骶髂关节由骶骨外侧关节面和髂骨的后内侧构成(图 5-2-1),关节面扁平,彼此对合非常紧

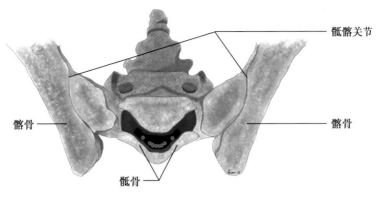

骶髂关节

髂骨   髂骨

骶骨

▲ 图 5-2-1　骶髂关节解剖示意图

密,属平面关节。前部有关节软骨和滑膜,关节间隙宽度一致,关节面清楚锐利;后部是韧带性的,关节间隙稍宽而不规则,关节面薄而不锐利。关节囊紧贴于关节面周缘,其周围有许多韧带包绕加强其稳固性。关节腔狭小,呈裂隙状,关节活动性很小,有利于支持体重和传递重力。

二、适应证

对于骨关节炎、强直性脊柱炎、莱特尔综合征(Reiter syndrome)、银屑病关节炎等引起的骶髂关节疼痛,经制动、适当休息、口服抗炎药物、理疗等保守治疗无效者,可行超声引导下骶髂关节注射治疗。此外,对于诱发疼痛试验不能明确疼痛来源于骶髂关节者,可行诊断性骶髂关节注射。

三、要点

- 使用中低频凸阵探头。
- 穿刺针:22~25G。
- 药物:1~2ml 皮质类固醇注射液、局麻药和生理盐水的混合液;玻璃酸钠注射液(适用于骨性关节炎)。

四、操作步骤

1. **患者体位**　俯卧位,下腹部垫枕以校正腰椎的前凸(图 5-2-2)。

2. **探头位置**　探头横向放置于髂后上棘,然后向足侧滑行至骶髂关节下端 1/3 处(骶髂关节下端上方约 1cm),显示骶髂关节间隙(图 5-2-2)。

3. **进针方法**　平面内进针法,选择骶髂关节后方内侧约 2cm 处为皮肤进针点,由后内侧向前外侧进针,引导针尖到达关节间隙(图 5-2-3)。

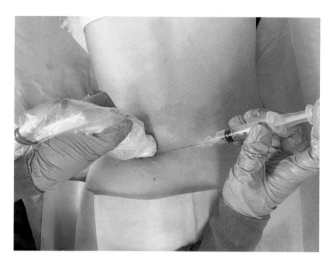

▲ 图 5-2-2　超声引导下骶髂关节炎介入治疗操作图

俯卧位,下腹部垫枕以校正腰椎的前凸

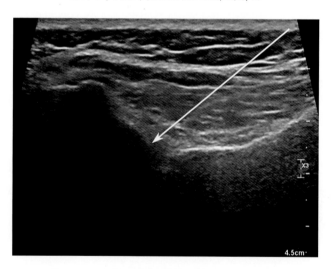

▲ 图 5-2-3　超声引导下骶髂关节炎介入治疗超声图

箭头指示进针路径

4. 经验总结

(1) 骶髂关节个体差异较大,关节腔注射时一般选择骶髂关节的下部为穿刺目标。

(2) 进针过程中,当针尖到达关节韧带时有抵抗感,再向前推进,抵抗感消失,此时针尖进入关节腔内。

第三节　梨状肌综合征介入治疗

一、相关知识

梨状肌体积较小,位于臀大肌深面。坐骨神经通常行于梨状肌深面(图 5-3-1),但有时可见腓

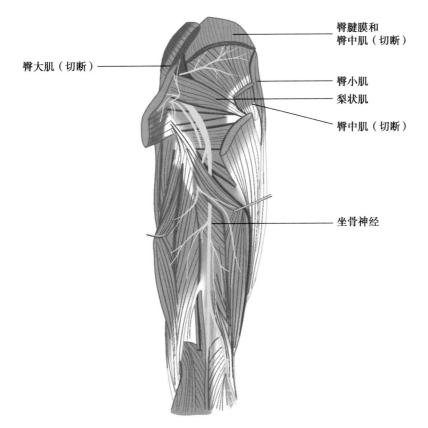

臀大肌（切断）

臀腱膜和
臀中肌（切断）

臀小肌

梨状肌

臀中肌（切断）

坐骨神经

▲ 图 5-3-1　梨状肌解剖示意图

总神经高位分支自梨状肌肌束间穿出,或坐骨神经从梨状肌肌腹中穿出。当梨状肌受到损伤,发生充血、水肿、痉挛、粘连和挛缩时,该肌间隙或该肌上、下孔变狭窄,挤压其间穿出的神经、血管,引起的一系列临床表现称为梨状肌综合征。

二、适应证

对于各种原因如臀部外伤出血、炎性粘连、瘢痕形成,注射药物使梨状肌变性、纤维挛缩等引起的梨状肌综合征,经制动、适当休息、口服抗炎药物、理疗等保守治疗无效者,可行超声引导下梨状肌注射治疗。

三、要点

- 使用高频线阵探头或中低频凸阵探头。
- 穿刺针:22G。
- 药物:3~4ml 皮质类固醇注射液、局麻药和生理盐水的混合液。
- 穿刺前的扫查过程必须确认坐骨神经,其通常位于梨状肌深面。

四、操作步骤

1. **患者体位** 俯卧位(图 5-3-2)。

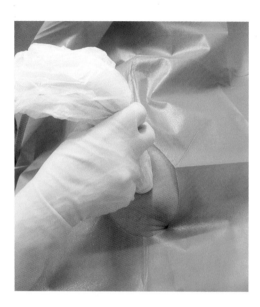

▲ 图 5-3-2 梨状
肌超声扫查体位

2. **探头位置** 探头放置于坐骨大孔水平,自头内侧向足外侧斜断面扫查梨状肌,显示其长轴切面(图 5-3-2)。

3. **进针方法** 平面内进针法,从内向外(图 5-3-3)或外向内进针,引导针尖到达梨状肌鞘和/或梨状肌内(图 5-3-4、图 5-3-5)。

4. **经验总结**

(1) 坐骨神经多位于梨状肌深面,但是存在解剖变异,如坐骨神经或腓总神经分支穿行梨状肌

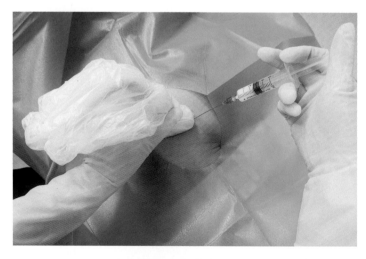

▲ 图 5-3-3 超声引导下梨状肌综合征介入治疗操作图

平面内进针法,从内向外进针

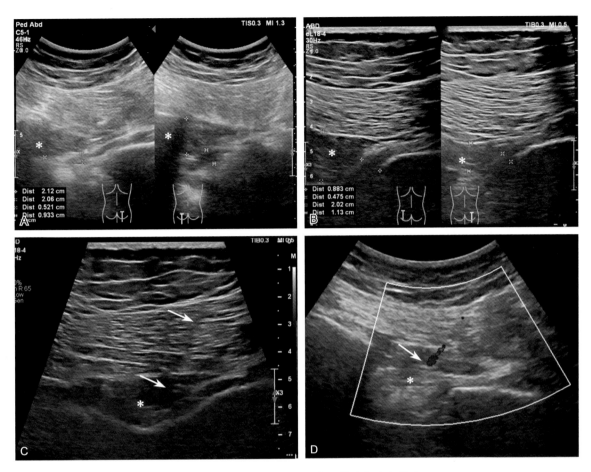

▲ 图 5-3-4　超声引导下梨状肌综合征介入治疗

A. 低频超声显示左侧梨状肌较对侧增厚,左侧坐骨神经走行于梨状肌后方,较对侧增粗、回声减低;B. 低频超声显示左侧梨状肌较对侧增厚,左侧坐骨神经走行于梨状肌后方,较对侧增粗、回声减低;C. 高频探头引导下梨状肌综合征介入治疗;D. 低频探头彩色多普勒显示穿刺针药物注射时彩色伪像;箭头:穿刺针;星号:梨状肌

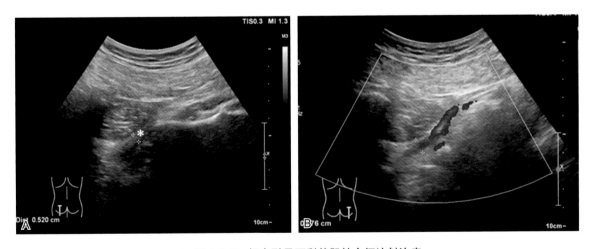

▲ 图 5-3-5　超声引导下梨状肌综合征注射治疗

A. 左侧坐骨神经增粗,回声减低;B. 彩色多普勒显示坐骨神经周围血流较丰富

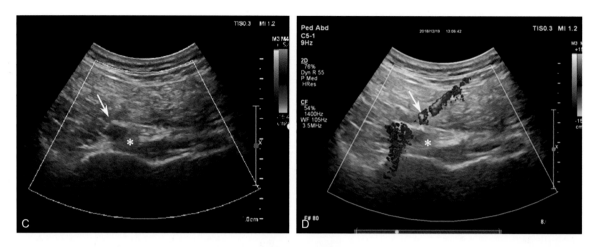

▲ 图 5-3-5（续）

C. 超声引导下梨状肌综合征注射治疗；D. 彩色多普勒显示穿刺针药物注射时彩色伪像；星号：坐骨神经；箭头：穿刺针

内或走行于其浅面。因此，穿刺前应注意识别神经与梨状肌的位置关系，避免刺伤神经或将药物注入神经内。

（2）被动髋关节内旋和外旋时，臀大肌会出现相对运动，有助于识别其深面的梨状肌。

第四节　坐骨结节滑囊炎介入治疗

一、相关知识

坐骨结节滑囊也称坐骨 - 臀肌滑囊，位于坐骨结节与臀肌之间，通常只有存在炎症时才能被超声或 MRI 显示。坐骨结节滑囊炎好发于体质瘦弱的老年人或长期坐位工作者。由于坐骨结节滑囊长期被压迫和摩擦，囊壁渐渐增厚或纤维化而引起症状。疼痛局部局限，不向他处放射。

二、适应证

对于症状明显的坐骨结节滑囊炎可行超声引导下抽吸治疗，并用生理盐水冲洗囊腔 2~3 遍，最后注入 1ml 类固醇激素。

三、要点

● 使用高频线阵探头。
● 穿刺针：18~22G。

● 药物:适量生理盐水(5~20ml)分次冲洗后,给予1ml皮质类固醇注射液、2ml局麻药混合液。

四、操作步骤

1. **患者体位**　俯卧位,充分暴露病变部位。

2. **探头位置**　探头放置于坐骨结节上方,显示滑囊最大横切面或纵切面,从外向内或从内向外(图5-4-1)进针。

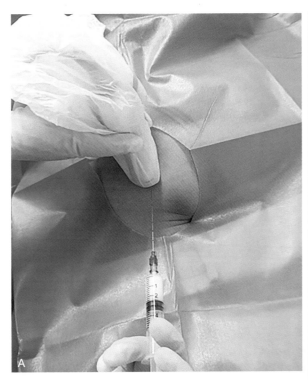
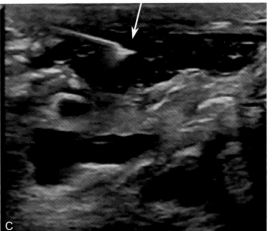

▲ 图5-4-1　超声引导下坐骨结节滑囊炎介入治疗

A. 超声引导下坐骨结节滑囊炎介入治疗操作图;B. 彩色多普勒显示坐骨结节滑囊积液伴滑膜增,血流信号丰富;C. 超声引导下平面内进针(箭头)对囊液进行抽吸

3. **进针方法**　平面内进针法,引导针尖进入滑囊中心部位(图5-4-2、图5-4-3)。

4. **经验总结**

(1) 抽吸积液时,可用探头挤压滑囊,使液体尽量被抽吸干净。

(2) 滑囊内有分隔时,应用针尖刺破,将分隔内的液体抽吸干净,然后用适量生理盐水冲洗2~3遍,最后注入类固醇激素混合液,但局部感染者不能使用类固醇激素。

(3) 由于坐骨结节滑囊位置较深,必要时可使用平面外法进针,以缩短进针距离,有利于抽吸位置较深的滑囊积液。

(4) 当针尖被增生滑膜组织堵塞时,可更换较粗的穿刺针抽吸。

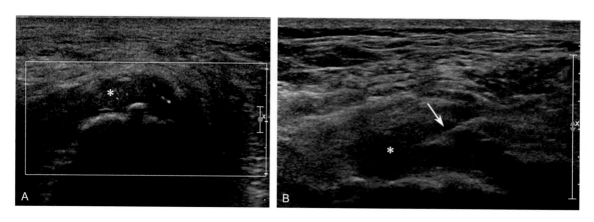

▲ 图 5-4-2　超声引导下坐骨结节滑囊炎介入治疗超声图（一）

A. 坐骨结节滑囊炎急性期，增生的滑膜血管丰富，星号：增生滑膜；B. 超声引导下坐骨结节滑囊炎介入治疗，箭头：穿刺针，星号：增生滑膜

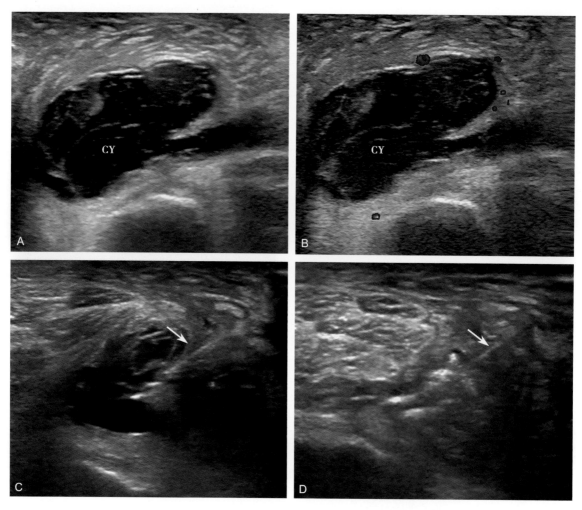

▲ 图 5-4-3　超声引导下坐骨结节滑囊炎介入治疗超声图（二）

A. 坐骨结节滑囊炎二维图，CY：滑囊炎伴积液；B. 坐骨结节滑囊炎彩色多普勒图，CY：滑囊炎伴积液；C. 超声引导下坐骨结节滑囊炎穿刺抽吸，箭头：穿刺针；D. 超声引导下坐骨结节滑囊炎药物注射，箭头：穿刺针

第六章　膝　关　节

第一节　膝关节腔介入治疗

一、相关知识

膝关节(图 6-1-1)由股骨下端、胫骨上端和髌骨构成,是人体关节最大最复杂的关节,属于滑车关节。髌骨与股骨的髌面相接,股骨的内、外侧髁分别与胫骨的内、外侧髁相对。膝关节的关节囊薄而松弛,附着于各关节面的周缘,周围有髌韧带、内外副韧带等加固,以增加关节的稳定性。膝关节的滑膜层覆盖关节内除了关节软骨和半月板以外的所有结构。滑膜在髌骨上缘的上方,向上突起形成深达 5cm 左右的髌上囊于股四头肌腱和股骨体下部之间。髌前滑囊、髌韧带与胫骨上端之间的髌下深囊,不与关节腔相通。

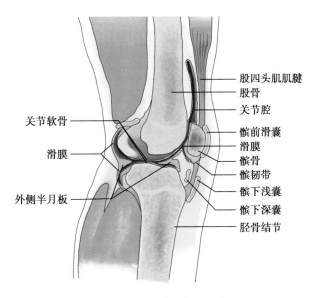

▲ 图 6-1-1　膝关节解剖示意图

二、适应证

对于骨性关节炎、类风湿性关节炎、痛风性关节炎、感染性关节炎、外伤等引起的膝关节肿胀、疼痛,经休息、口服非甾体抗炎药、理疗等无效者,均可行超声引导下液体抽吸;骨性关节炎患者,可行膝关节腔注射类固醇和/或玻璃酸钠治疗;对于类风湿性关节炎、痛风性关节炎等炎性关节病引起的膝关节腔积液、滑膜炎可行膝关节腔液体抽吸和注射类固醇激素治疗。

三、要点

- 使用高频线阵探头。
- 穿刺针:21~23G。
- 药物:3~5ml 皮质类固醇注射液、局麻药和生理盐水的混合液;玻璃酸钠注射液(适用于骨性关节炎)。
- 膝关节的上外侧(经髌上囊)及前内侧(经内侧膝眼)是关节腔穿刺进针的最佳途径。

四、操作步骤

1. **患者体位** 坐位或仰卧位,膝关节轻度屈曲(膝下垫枕)(图6-1-2)。

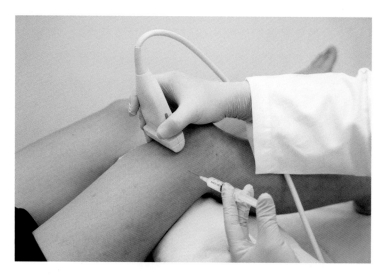

▲ 图 6-1-2 超声引导下膝关节腔介入治疗操作图

短轴切面,平面内进针法

2. **探头位置** 探头横放于股四头肌肌腱远端(图6-1-2),显示髌上囊(积液)短轴切面。
3. **进针方法** 平面内进针法,从外向内进针(图6-1-2),使针尖进入髌上囊(图6-1-3)。

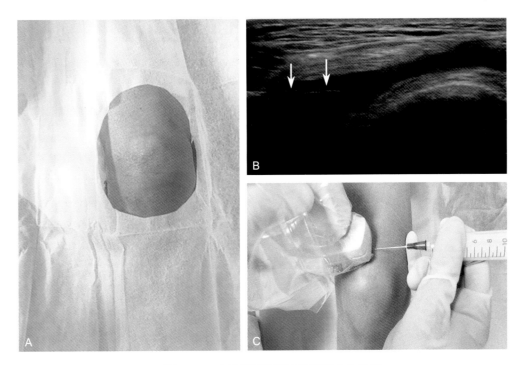

▲ 图 6-1-3　超声引导下髌上囊积液介入治疗

A. 消毒铺巾；B. 超声引导下髌上囊短轴切面介入治疗超声图,箭头:穿刺针；C. 抽出黄色液体

4. 经验总结

（1）抽吸液体时,可由助手挤压膝关节局部使积液向针尖所在部位汇聚（图 6-1-4）,有助于积液完全抽吸。

（2）当髌上囊无明显积液时,穿刺难度增加,应确认针尖位于股四头肌腱下方的滑囊内（正常情况下髌上囊内有少量滑液,声像图呈无回声）,避免将药物注入肌腱内或关节脂肪垫内。

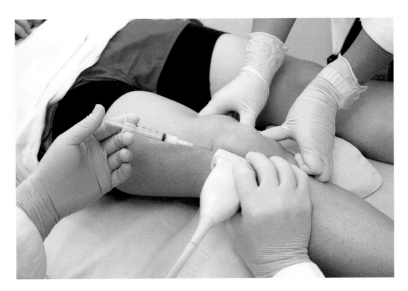

▲ 图 6-1-4　超声引导下髌上囊积液介入治疗操作图

助手协助局部挤压使积液向穿刺点聚集

（3）除了经髌上囊穿刺，还可选择经内侧膝眼穿刺，经验丰富的医生仅根据解剖定位，直接将穿刺针直达髌骨深面的关节间隙。

（4）膝关节感染伴大量积液（脓）时，可在超声引导下置管引流（图 6-1-5）。

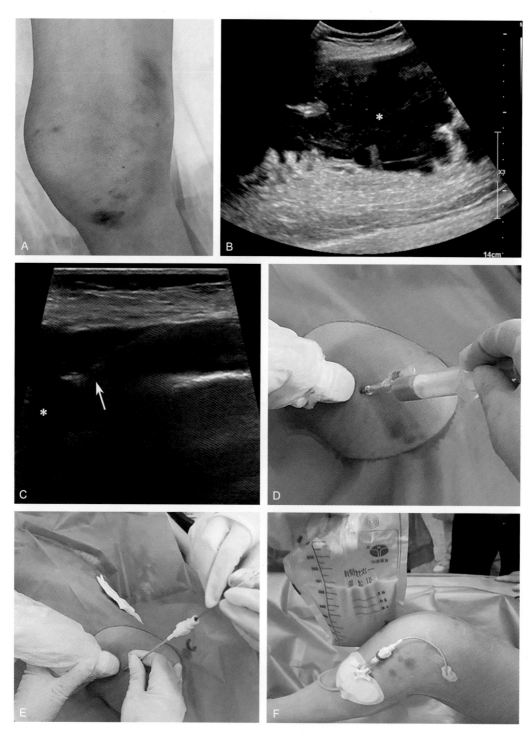

▲ 图 6-1-5　超声引导下膝关节大量积液（脓）置管引流

A. 患者左侧膝关节肿胀；B. 膝关节大量积液伴滑膜增生，星号：髌上囊积液；C. 超声引导下穿刺针（箭头）进入关节腔内，星号：髌上囊积液；D. 超声引导下关节腔穿刺操作图；E. 超声引导下引流管置入；F. 置管引流结束后，引流袋内为膝关节内的脓液

第二节　腘窝囊肿介入治疗

一、相关知识

腘窝囊肿(图 6-2-1)也称 Baker 囊肿,通常位于膝关节后内侧,半膜肌肌腱远端与腓肠肌内侧头之间,多系膨胀的腓肠肌 - 半膜肌肌腱滑囊,经常与后关节囊相通。腘窝囊肿可分为先天和后天两种,前者多见于儿童,后者可由滑囊本身的疾病如慢性无菌性炎症等引起。有部分患者是并发于慢性膝关节病变。老年人发病则多与膝关节病变如骨性关节炎、半月板损伤等有关。中年以上发病率最高,男性多于女性,患者感膝后部胀痛,并可触及有肿块。

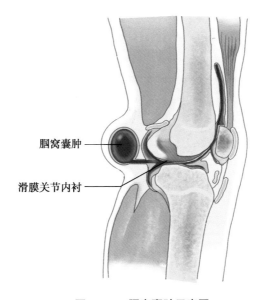

腘窝囊肿

滑膜关节内衬

▲ 图 6-2-1　腘窝囊肿示意图

二、适应证

对于症状明显如膝关节后方疼痛、不适或行走后发胀的腘窝囊肿,可行超声引导下囊肿抽吸和注射治疗。

三、要点

- 使用高频线阵探头。
- 穿刺针:21~23G。

● 药物：1~2ml皮质类固醇注射液、局麻药和生理盐水的混合液。

四、操作步骤

1. **患者体位**　俯卧位。

2. **探头位置**　探头放置于腘窝内侧，显示囊肿最大长轴切面（图 6-2-2）或短轴切面（图 6-2-3）。

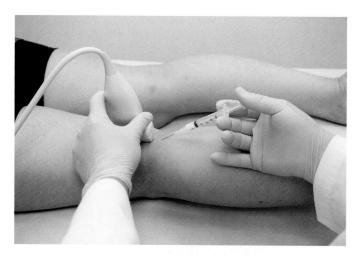

▲ 图 6-2-2　超声引导下腘窝囊肿操作图（一）

长轴切面，平面内进针法

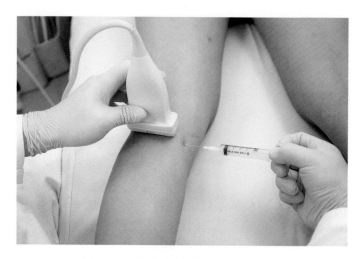

▲ 图 6-2-3　超声引导下腘窝囊肿操作图（二）

短轴切面，平面内进针法

3. **进针方法**　平面内进针法，引导针尖进入囊肿中心（图 6-2-4）。

4. **经验总结**

（1）穿刺前，应仔细辨认腘窝的神经、血管，避免损伤。

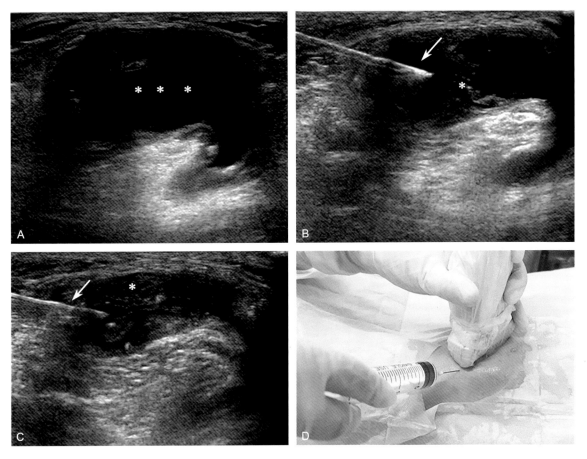

▲ 图 6-2-4 超声引导下腘窝囊肿介入治疗

A.腘窝囊肿超声图;B、C.超声引导下腘窝囊肿抽吸及药物注射;D.超声引导下腘窝囊肿介入治疗操作图;三星号:腘窝囊肿;单星号:增生滑膜;箭头:穿刺针

（2）当囊肿内有分隔时,应刺破分隔,使囊液抽吸完全。

（3）囊肿抽吸干净后,可注入少量类固醇混合液。

（4）对于囊肿破裂流入小腿肌间隔的患者,应对肌间液体进行抽吸和冲洗。

（5）对于膝关节内病变引起的腘窝囊肿,还应积极治疗膝关节病变,否则囊肿抽吸后还会复发。

第三节 髌前滑囊炎介入治疗

一、相关知识

髌前滑囊位于皮肤与髌骨及髌韧带之间,覆盖于髌骨下半部和髌韧带的上半部。由于创伤或感染引起髌前滑囊滑膜充血、水肿、滑液增多、滑囊肿大者,称为髌前滑囊炎,好发于长期跪姿工作者,如铺地毯工人等。以膝前部疼痛、活动受限和局限性压痛为主要临床表现的疾病。

二、适应证

经理疗、限制活动、口服非甾体抗炎药等保守治疗效果不佳者,可行超声引导下髌前滑囊介入治疗。

三、要点

- 使用高频线阵探头。
- 穿刺针:22~24G。
- 药物:1ml 皮质类固醇注射液、局麻药和生理盐水的混合液。

四、操作步骤

1. **患者体位** 坐位或仰卧位,膝关节伸直或屈曲 30 度,膝下可垫枕(图 6-3-1)。

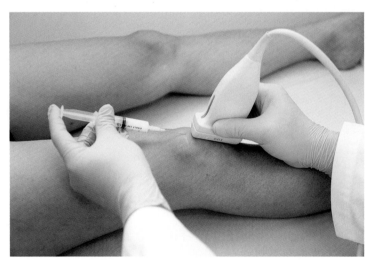

▲ **图 6-3-1 超声引导下髌前滑囊炎介入治疗操作图**

患者仰卧位,长轴切面,平面内进针法

2. **探头位置** 探头放置于髌腱前方,显示滑囊积液的最大切面(图 6-3-1)。
3. **进针方法** 平面内进针法,引导针尖进入滑囊内(图 6-3-2,图 6-3-3)。
4. **经验总结**

(1)由于髌前滑囊位置表浅,探头加压可导致滑囊被压瘪不利于观察,因此操作时要避免探头加压。

(2)滑囊积液明显者,可先将液体抽尽后,注入类固醇混合液。

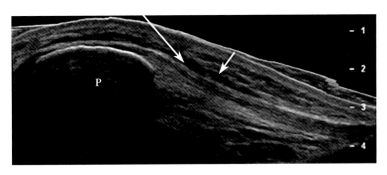

▲ 图6-3-2 超声引导下髌前滑囊炎介入治疗超声图

长箭头:穿刺路径;短箭头:髌前滑囊积液;P:髌骨

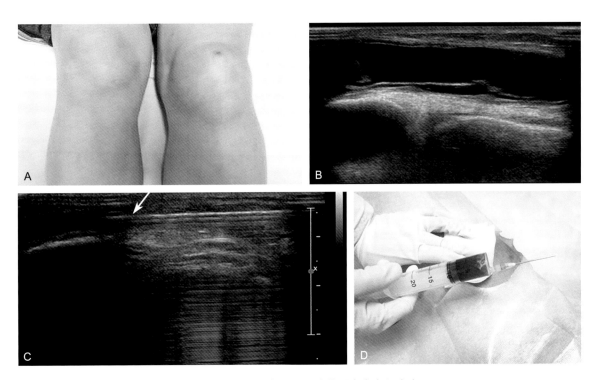

▲ 图6-3-3 超声引导下髌前滑囊炎介入治疗

A.左侧膝关节肿胀;B.左侧膝关节皮下组织局限性积液;C.超声引导下穿刺抽液治疗,箭头:穿刺针;D.抽出淡红色不凝血性液体

(3) 对于痛风引起的髌前滑囊炎,可冲洗囊腔后注入药物。

第四节 髌下滑囊炎介入治疗

一、相关知识

髌下滑囊包括髌下浅囊和髌下深囊,浅囊位于髌腱和皮下组织之间,位置处于髌腱最下端;深囊位于髌腱与胫骨之间,不与膝关节腔相通。髌下滑囊炎多见于青、壮年体力劳动者和运动员,多由于长期频繁的伸、屈膝活动,使滑囊在髌韧带与胫骨上端反复撞击、摩擦,导致滑囊发生急、慢性损伤。

正常情况下,髌下浅囊很难显示,髌下深囊因含有少量生理性滑液常能被显示。髌下滑囊炎时,超声可观察到滑囊积液扩张,病变区域常能显示彩色多普勒血流信号。

二、适应证

经休息、口服非甾体类抗炎药物、理疗等保守治疗无效者,可行超声引导下髌下滑囊注射治疗。

三、要点

- 使用高频线阵探头。
- 穿刺针:23~25G。
- 药物:1~2ml 皮质类固醇注射液、局麻药和生理盐水的混合液。

四、操作步骤

1. **患者体位**　坐位或仰卧位,膝关节轻度屈曲(膝下垫枕)(图 6-4-1)。
2. 探头位置　探头放置于髌腱前方,显示病变滑囊的长轴切面或短轴切面(图 6-4-1)。

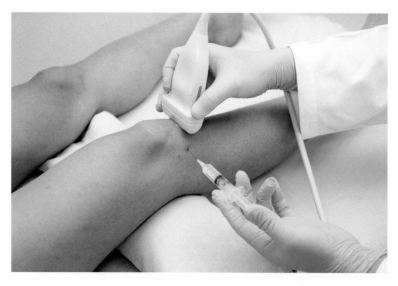

▲ 图 6-4-1　超声引导下髌下滑囊炎介入治疗操作图

患者仰卧位,短轴切面,平面内进针法

3. 进针方法　平面内进针法,引导针尖进入病变的滑囊内(图 6-4-2)。

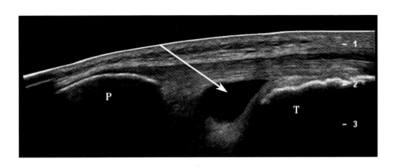

▲ 图 6-4-2　髌下深囊积液超声图

箭:进针路径;P:髌骨;T:胫骨

4. 经验总结

(1) 滑囊明显积液扩张时,应先抽吸液体,然后注射类固醇药物。

(2) 髌下浅囊由于位置表浅,穿刺时探头不要加压。

(3) 髌下深囊穿刺时,针尖需穿过髌腱,应避免将类固醇药物注入肌腱内。

第五节　髂胫束综合征介入治疗

一、相关知识

髂胫束近端在大转子水平起自阔筋膜张肌和臀大肌,向远端走行于股外侧肌浅面,远端经股骨外侧髁止于胫骨 Gerdy 结节。髂胫束综合征,俗称跑步膝,是由于髂胫束与股骨外侧髁过度摩擦出现的以膝关节外侧疼痛为特征的综合征。

二、适应证

经休息、抗炎药、理疗等保守治疗无效者,可行超声引导下髂胫束肌腱周围注射治疗;对于髂胫束肌腱病经上述方法治疗无效时,可行髂胫束肌腱针刺治疗。

三、要点

- 使用高频线阵探头。
- 穿刺针:22~25G。
- 药物:1~2ml 皮质类固醇注射液、局麻药和生理盐水的混合液。

四、操作步骤

1. **患者体位**　坐位或仰卧位,膝关节轻度屈曲(膝下垫枕)。
2. **探头位置**　探头放置于股骨外侧髁处,显示髂胫束肌腱长轴切面(图6-5-1、图6-5-2)。

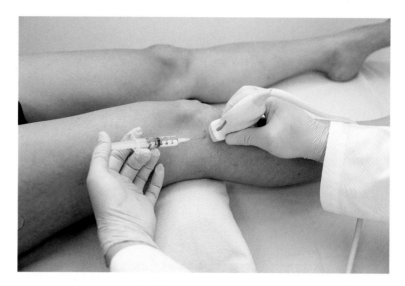

▲ 图6-5-1　超声引导下髂胫束综合征介入治疗操作图(一)

仰卧位,长轴切面,平面内进针法

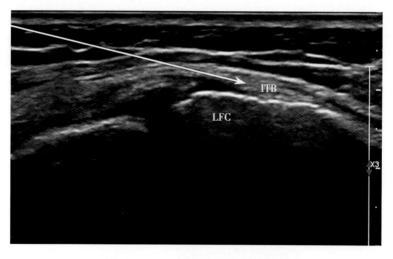

▲ 图6-5-2　正常髂胫束长轴切面超声图

ITB:髂胫束;LFC:股骨外侧髁;箭示进针路径

3. 进针方法

注射治疗:长轴切面平面内进针法(图6-5-1、图6-5-2),引导针尖到达皮下组织与髂胫束肌腱之间,腱周注射或短轴切面(图6-5-3),平面内进针法。

针刺治疗:平面内进针法,引导针尖进入髂胫束肌腱病变区域内(图6-5-2)。

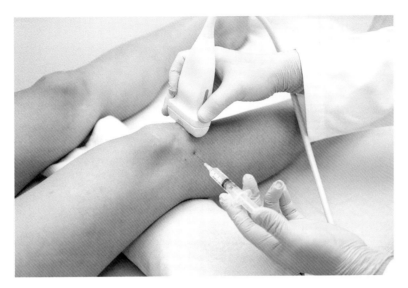

▲ 图 6-5-3　超声引导下髂胫束综合征介入治疗操作图（二）

仰卧位，短轴切面，平面内进针法

4. 经验总结

（1）注射治疗时，应将类固醇药物注入肌腱与皮下组织或骨表面之间，避免将药物直接注入肌腱内（图 6-5-4）。

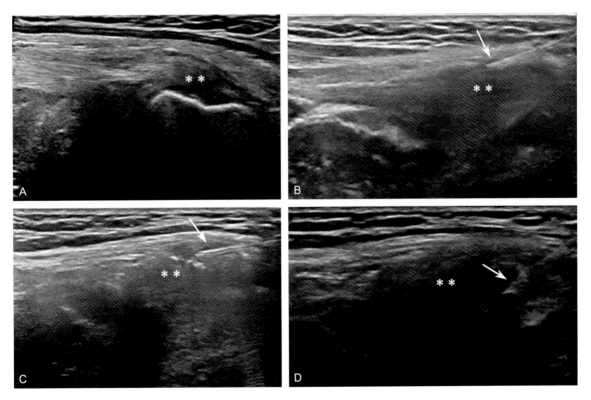

▲ 图 6-5-4　超声引导下髂胫束综合征介入治疗超声图（一）

A.髂胫束长轴切面，肌腱明显增粗，回声减低，周围可见少许积液；B.超声引导下腱周药物注射；C.药物注射；D.肌腱内反复针刺

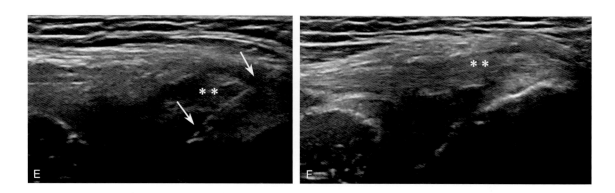

▲ 图6-5-4（续）

E. 肌腱周围滑囊炎注射治疗；F. 治疗后肌腱回声不均匀；星号：髂胫束；箭头：穿刺针

（2）针刺治疗时，应使针尖针刺整个肌腱病变区域（肌腱肿胀增厚、回声异常）（图6-5-5）。

（3）注意识别腓总神经和外侧副韧带，避免损伤。

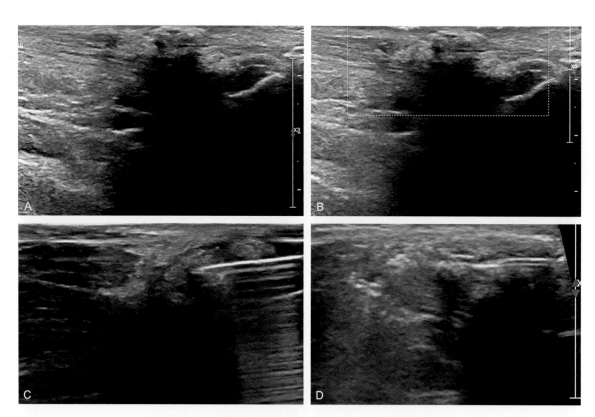

▲ 图6-5-5 超声引导下髂胫束综合征介入治疗超声图（二）

A. 痛风患者，髂胫束长轴切面，肌腱明显增粗，回声不均匀，内可见多个痛风石；B. 彩色多普勒显示髂胫束内未见明显血流信号；C、D. 超声引导下髂胫束介入治疗，平面内进针法

第七章　足　踝　部

第一节　踝关节腔介入治疗

一、相关知识

踝关节(图 7-1-1)由胫、腓骨下端的关节面与距骨滑车构成,胫骨的下关节面及内、外踝关节面共同形成的"门"形的关节窝,容纳距骨滑车,而滑车关节面前宽后窄。胫距关节占据了踝关节的大部分面积,构成踝关节的上侧和上内侧关节面;而腓距关节则构成踝关节的上外侧关节面。

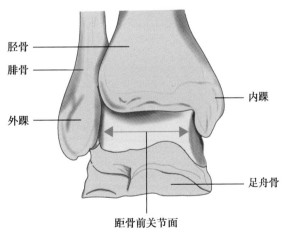

胫骨
腓骨
外踝
内踝
足舟骨
距骨前关节面

▲ 图 7-1-1　踝关节解剖示意图

二、适应证

对于类风湿性关节炎、骨关节炎、痛风性关节炎等疾病引起的踝关节肿胀、疼痛者,可选择超声引导下关节腔积液抽吸和类固醇药物注射治疗。此外,不明原因关节腔积液者,可行诊断性抽吸;感染性关节炎患者,可行关节腔积液抽吸和冲洗治疗,必要时送检关节液标本。骨性关节炎患者,还可注射玻璃酸钠以补充关节液。

三、要点

- 使用高频线阵探头。
- 穿刺针:22~25G。
- 药物:2~3ml皮质类固醇注射液、局麻药和生理盐水的混合液;玻璃酸钠注射液(适用于骨性关节炎)。
- 前方胫距关节腔是踝关节穿刺的最佳部位。

四、操作步骤

1. **患者体位** 坐位,足底平放于检查床上(图7-1-2),或足底垫物使踝关节轻度跖屈(图7-1-3)。

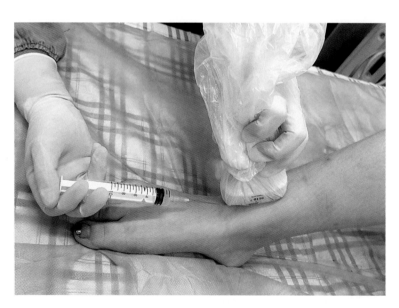

▲ 图7-1-2 超声引导下踝关节腔介入治疗操作图(一)

胫距关节长轴切面,平面内进针法

2. **探头位置** 探头纵向放置于胫距关节前方偏内侧,显示胫距关节长轴切面(图7-1-2)。

3. **进针方法** 平面内进针法,由远端向近端,引导针尖进入胫距关节腔内(图7-1-4)。

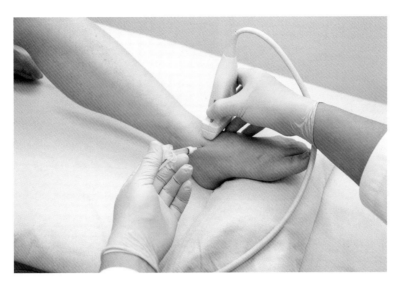

▲ 图 7-1-3 超声引导下踝关节腔介入治疗操作图（二）

胫距关节短轴切面，平面内进针法

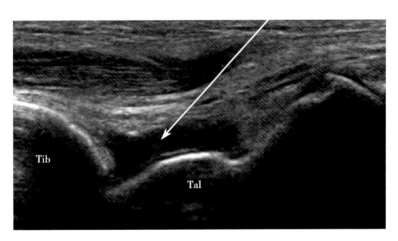

▲ 图 7-1-4 胫距关节长轴切面超声图

箭指示进针方向；Tib：胫骨；Tal：距骨

4. 经验总结

（1）胫距关节前方有胫前肌腱、踇长伸肌腱、趾长伸肌腱和神经血管束（足背动脉和腓深神经），应从胫距关节线内侧进针，避免损伤上述结构。

（2）穿刺针应较平直地向前下进针，进针角度过陡易损伤距骨（图 7-1-5）。

（3）关节腔积液明显时，应将液体抽出后再注入类固醇药物。

（4）临床诊断不明的踝关节炎，尤其是滑膜增生明显的，应先行滑膜活检或液体抽吸送检，明确性质后再注射治疗（图 7-1-6）。

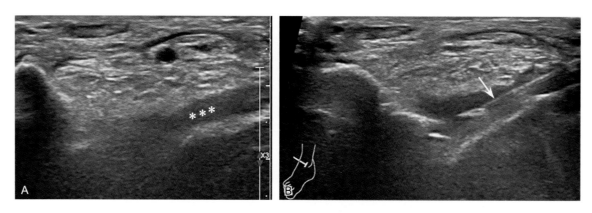

▲ 图 7-1-5　超声引导下踝关节腔介入治疗超声图

A. 踝关节腔积液伴滑膜增生；B. 超声引导下踝关节腔介入治疗，平面内进针；星号：关节腔积液及滑膜增生；箭头：穿刺针

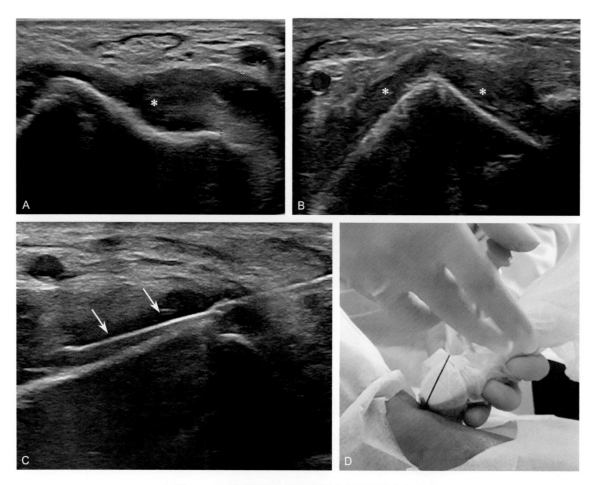

▲ 图 7-1-6　超声引导下踝关节腔穿刺活检及介入治疗

A. 踝关节积液伴滑膜增生（星号）；B. 踝关节积液伴滑膜增生（星号）彩色多普勒血流图；C. 超声引导下增生滑膜穿刺活检超声图，箭头：穿刺活检针及针槽；D. 超声引导下增生滑膜穿刺活检操作图

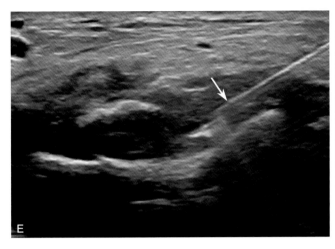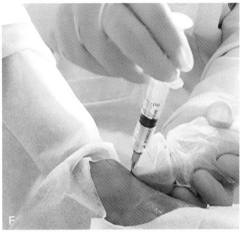

▲ 图 7-1-6（续）

E. 超声引导下踝关节腔注射治疗超声图，箭头：穿刺针；F. 超声引导下踝关节腔注射治疗操作图

第二节 跖趾关节腔介入治疗

一、相关知识

跖趾关节由各跖骨小头与各趾的近节趾骨构成，关节囊松弛，上面较薄，下面较厚，在跖侧及两侧有韧带加强。因此，跖趾关节腔穿刺时应从背侧进针。

二、适应证

对于痛风性关节炎、骨性关节炎、类风湿性关节炎、银屑病关节炎、外伤等引起的跖趾关节疼痛，经过休息、抗炎、理疗等保守治疗无效者，可行跖趾关节腔介入治疗。

三、要点

- 使用高频线阵探头。
- 穿刺针：23~25G。
- 药物：1~2ml 皮质类固醇注射液、局麻药和生理盐水的混合液。

四、操作步骤

1. **患者体位** 坐位或仰卧位,屈膝,足底平放于检查床上(图 7-2-1)。

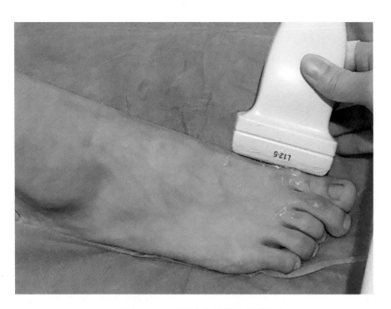

▲ 图 7-2-1 跖趾关节检查操作图

2. **探头位置** 探头纵向放置于跖趾关节上方(图 7-2-1),显示跖趾关节长轴切面(图 7-2-2)。

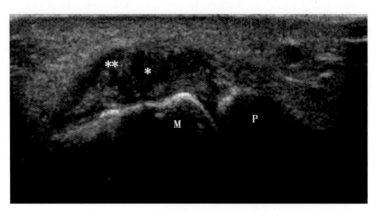

▲ 图 7-2-2 跖趾关节炎超声图,长轴切面

M:跖骨;P:近节趾骨;单星号:关节腔积液;双星号:增生滑膜组织

3. 进针方法

(1) 平面外进针法,引导针尖进入跖趾关节腔内。

(2) 平面内进针法,引导针尖从近端向远端进入跖趾关节腔内(图 7-2-3~ 图 7-2-5)。

4. 经验总结

(1) 使用平面外法进针时,应避开伸趾肌腱。

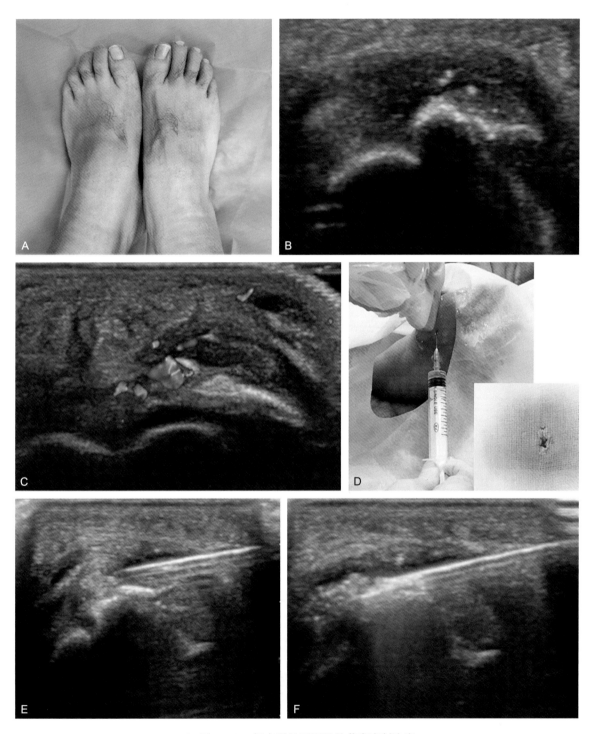

▲ 图 7-2-3 超声引导下跖趾关节炎穿刺治疗

A. 左侧跖趾关节炎外观；B. 左侧第一跖趾关节腔积液伴痛风结晶形成；C. 关节腔内滑膜增生、血流丰富；D. 超声引导下介入治疗操作图及抽出痛风结晶（纱布上白色粉末）；E、F. 超声引导下跖趾关节腔冲洗治疗

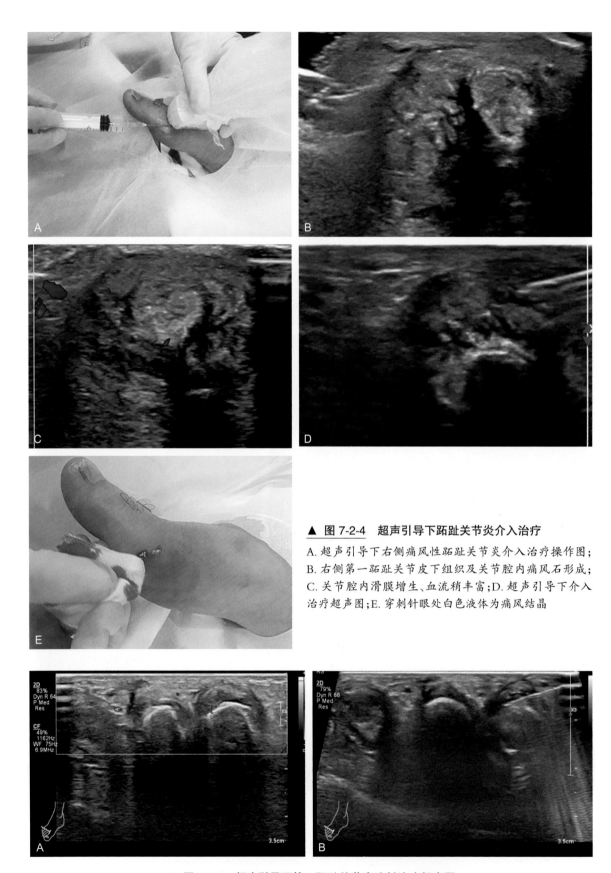

▲ 图 7-2-4　超声引导下跖趾关节炎介入治疗

A. 超声引导下右侧痛风性跖趾关节炎介入治疗操作图；B. 右侧第一跖趾关节皮下组织及关节腔内痛风石形成；C. 关节腔内滑膜增生、血流稍丰富；D. 超声引导下介入治疗超声图；E. 穿刺针眼处白色液体为痛风结晶

▲ 图 7-2-5　超声引导下第二跖趾关节炎注射治疗超声图

A. 彩色多普勒显示第二跖趾关节腔内增厚滑膜信号内点状血流；B. 超声引导下穿刺针进入第二跖趾关节腔

（2）平面外进针法路径短于平面内进针法，更为安全。

第三节　踝部肌腱炎 / 腱鞘炎介入治疗

一、相关知识

内踝部的肌腱由前向后分别为胫骨后肌腱、趾长屈肌腱和踇长屈肌腱，外踝部的肌腱有腓骨长肌腱和腓骨短肌腱。外踝处腓骨长、短肌腱共用一个腱鞘（图 7-3-1），正常腱鞘内可见少量积液，尤其是外踝远侧腱鞘内积液厚度可达 3mm。在外踝远侧，腓骨长、短肌腱被跟骨的腓骨滑车分开，腓骨短肌腱位于腓骨滑车的上方，而腓骨长肌腱位于下方。此时腓骨长、短肌腱有各自的腱鞘。

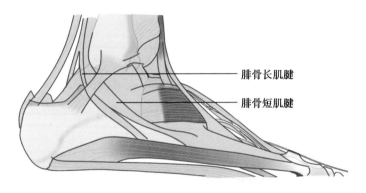

腓骨长肌腱

腓骨短肌腱

▲ 图 7-3-1　腓骨长、短肌腱解剖示意图

二、适应证

踝关节的急慢性创伤、畸形、类风湿性关节炎、痛风、退行性变等都可引起踝部肌腱发生肌腱炎或腱鞘炎，例如类风湿性关节炎常引起胫骨后肌腱腱鞘炎，腓骨长、短肌腱腱鞘炎等。对于经休息、理疗、非甾体抗炎药、矫正等保守治疗无效的患者，均可行超声引导下肌腱腱鞘内介入治疗；对于急性炎症又急需恢复活动的患者如运动员，也可行超声引导下腱鞘内介入治疗。

三、要点

- 使用高频线阵探头。
- 穿刺针：23~25G。
- 药物：1~2ml 皮质类固醇注射液、局麻药和生理盐水的混合液。

四、操作步骤

（一）胫后肌腱炎／腱鞘炎介入治疗

1. 患者体位

（1）坐位或仰卧位，足外翻，外踝下方垫物（图 7-3-2）。

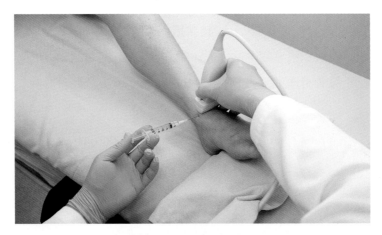

▲ 图 7-3-2　超声引导下胫后肌腱腱鞘炎介入治疗操作图（一）

短轴切面，平面内进针法

（2）俯卧位，足悬吊于检查床外（图 7-3-3）。

2. 探头位置　探头放置于内踝处，显示胫后肌腱长轴切面（图 7-3-3）或短轴切面。

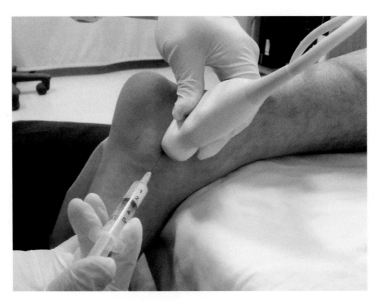

▲ 图 7-3-3　超声引导下胫后肌腱腱鞘炎介入治疗操作图（二）

长轴切面，平面内进针法

3. 进针方法 平面内进针法,在肌腱长轴切面(图 7-3-4)或短轴切面引导针尖进入腱鞘内(图 7-3-5、图 7-3-6)。

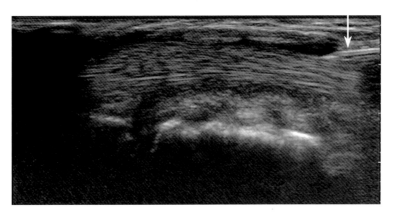

▲ 图 7-3-4 超声引导下胫后肌腱腱鞘炎介入治疗超声图(一)

长轴切面,超声引导针尖进入胫后肌腱腱鞘,箭头:穿刺针

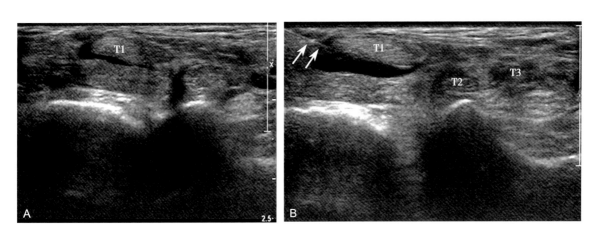

▲ 图 7-3-5 超声引导下胫后肌腱腱鞘炎介入治疗超声图(二)

A. 胫后肌腱增粗,腱鞘积液;B. 短轴切面,超声引导针尖进入胫后肌腱腱鞘;箭头:穿刺针;T1:胫后肌腱;T2:趾长屈肌腱;T3:踇长屈肌腱

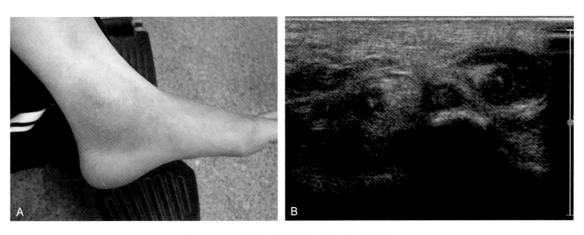

▲ 图 7-3-6 超声引导下胫后肌腱腱鞘炎介入治疗

A. 类风湿关节炎患者,左侧踝关节红肿;B. 胫后肌腱腱鞘积液

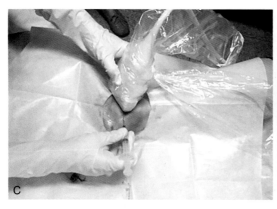
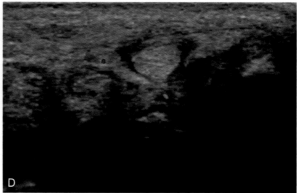

▲ 图 7-3-6（续）

C.超声引导下药物注射；D.治疗后 1 周复查，积液明显减少

4. 经验总结

（1）胫后肌腱腱鞘可有少量生理性积液。

（2）穿刺时，注意避开位于内踝区的胫神经和胫后动静脉。

（3）避免将类固醇药物注入肌腱内。

（二）腓骨长、短肌腱炎／腱鞘炎介入治疗

1. 患者体位 侧卧或仰卧位，足内翻，内踝下方垫物（图 7-3-7）。

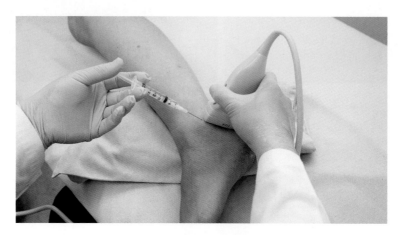

▲ 图 7-3-7 超声引导下腓骨长、短肌腱腱鞘炎介入治疗操作图

短轴切面，平面内进针法

2. 探头位置 探头放置于外踝处，显示腓骨长、短肌腱短轴切面（图 7-3-7）。

3. 进针方法 平面内进针法，引导针尖进入腱鞘内（图 7-3-8、图 7-3-9）。

4. 经验总结

（1）应将药物注入病变部位的腱鞘内。

（2）避免将类固醇药物注入肌腱内。

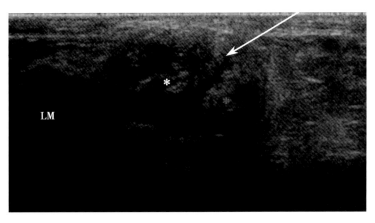

▲ 图 7-3-8　超声引导下腓骨长、短肌腱腱鞘炎介入治疗超声图（一）

短轴切面；箭：进针路径；白色星号：腓骨长肌腱；红色星号：腓骨短肌腱；LM：外踝

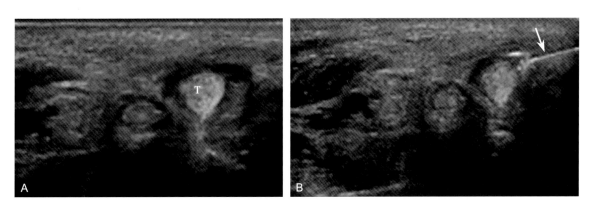

▲ 图 7-3-9　超声引导下腓骨长、短肌腱腱鞘炎介入治疗超声图（二）

A.腓骨长肌腱增粗，腱鞘积液；B.短轴切面，超声引导针尖进入腓骨肌腱腱鞘内；T：腓骨长肌腱；箭头：穿刺针

第四节　跟腱炎介入治疗

一、相关知识

跟腱是人体最粗大的肌腱，长 12~15cm，由小腿三头肌肌腱在足跟上方约 15cm 处融合形成。跟腱周围没有腱鞘覆盖，其内、外及后方均由腱旁组织包绕。跟腱近跟骨附着点 2~6cm 处是跟腱相对乏血管区，此处是肌腱退变导致肌腱病和肌腱断裂好发的部位。腓肠神经和隐静脉位于跟腱的外侧。

二、适应证

对于各种急慢性创伤、退行性变、血清阴性脊柱关节病等引起的跟腱炎，经休息、口服非甾体抗炎药、理疗等保守治疗无效者,可行超声引导下跟腱周围注射治疗。有条件者,还可行 PRP 注射。对于慢性跟腱病,经上述方法治疗无效者,可行超声引导下跟腱针刺治疗。对跟腱周围滑囊炎可行抽吸后注射治疗。

三、要点

- 使用高频线阵探头。
- 穿刺针:23~25G。
- 药物:1~2ml 皮质类固醇注射液、局麻药和生理盐水的混合液。

四、操作步骤

1. **患者体位** 俯卧位,足悬吊于检查床外(图 7-4-1)。

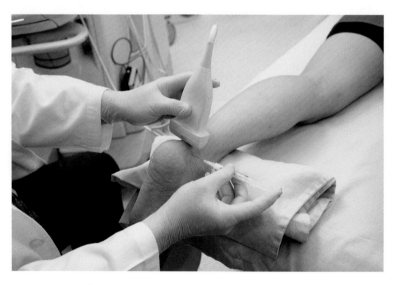

▲ 图 7-4-1 超声引导下跟腱炎介入治疗操作图(一)

短轴切面,平面内进针法

2. **探头位置** 探头放置于跟腱后方,显示跟腱短轴切面(图 7-4-1)或长轴切面(图 7-4-2)。

3. **进针方法**

(1) 平面内进针法,从内侧向外侧进针(图 7-4-1),短轴切面引导针尖到达跟腱表面的腱周组织。

(2) 平面内进针法,长轴切面引导针尖到达跟腱周围组织(图 7-4-3)或进入跟腱内(图 7-4-4)。

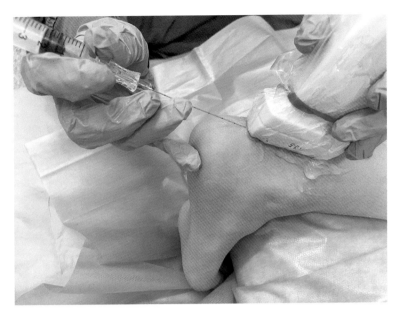

▲ 图 7-4-2　超声引导下跟腱炎介入治疗操作图（二）

长轴切面，平面内进针法

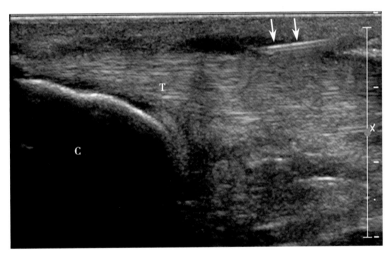

▲ 图 7-4-3　超声引导下跟腱炎介入治疗超声图

跟腱长轴切图，超声引导针尖到达跟腱表面；箭头：穿刺针；C：跟骨；T：跟腱

4. 经验总结

（1）避免损伤跟腱外侧的腓肠神经和隐静脉。

（2）避免将药物注入肌腱内，应注射在腱周。

（3）跟腱周围滑囊炎可先抽吸，再注入类固醇（图 7-4-5）。

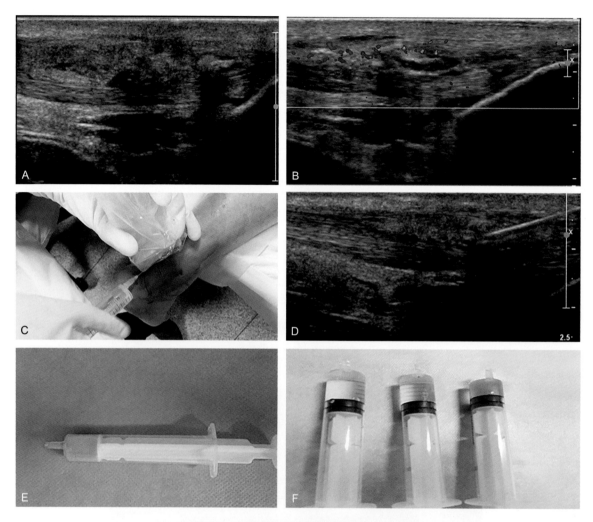

▲ 图 7-4-4　超声引导下痛风性跟腱炎介入治疗

A. 跟腱内回声不均匀,可见弱回声光点及强回声团后伴浅淡身影;B. 跟腱内可见较丰富血流信号;C. 超声引导下跟腱炎抽吸治疗;D. 超声引导下穿刺针进入跟腱内,对痛风结晶及痛风石抽吸冲洗治疗;E. 冲洗抽吸出的浑浊液体;F. 冲洗抽吸后的液体逐渐清亮(从右至左)

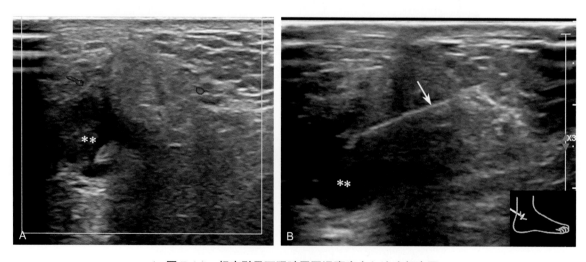

▲ 图 7-4-5　超声引导下跟腱周围滑囊炎介入治疗超声图

A. 跟腱周围滑囊炎;B. 超声引导下滑囊液体抽吸后药物注射治疗;星号:滑囊;箭头:穿刺针

第五节 足底筋膜炎介入治疗

一、相关知识

足底筋膜又称跖筋膜,位于足跟脂肪垫深部,是起自跟骨内、外两侧的一个强韧的多层纤维结缔组织,向远端附着于各跖趾关节的足底侧,构成足内侧纵弓,足底筋膜的中央带最厚而内侧带和外侧带较薄弱,在声像图上呈纤维带状高回声。正常足底筋膜超声图(长轴切面见图7-5-1)。

二、适应证

对于经休息、改变活动方式、器械矫正、足跟支撑、理疗等保守治疗无效的足底筋膜炎患者,可行超声引导下足底筋膜炎介入治疗。

三、要点

- 使用高频线阵探头。
- 穿刺针:23~25G。
- 药物:1~2ml 皮质类固醇注射液、局麻药和生理盐水的混合液。
- 由于足底部神经敏感,穿刺前可沿穿刺路径局部麻醉或行胫后神经阻滞。

四、操作步骤

1. 患者体位 侧卧或俯卧位,足悬吊于检查床外,足背下方垫物(图7-5-2)。

2. 探头位置

(1) 探头横向放置于足底,在短轴切面上显示足底筋膜病变区域(图7-5-2)。

(2) 探头纵向放置于足底,在长轴切面上显示足底筋膜病变区域(图7-5-3)。

3. 进针方法

(1) 平面内进针法,足底部横断面或纵断面进针,引导针尖到达足底筋膜表面(图7-5-4A、B)。

(2) 平面内进针法,足跟部从后向前进针,长轴切面引导针尖到达足底筋膜表面(图7-5-4C)。

(3) 平面内进针法,从外侧缘向内进针,短轴切面引导针尖到达足底筋膜表面(图7-5-4D)。

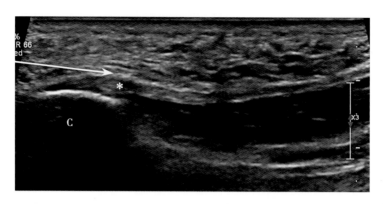

▲ 图 7-5-1 正常足底筋膜长轴切面超声图

星号:足底筋膜;C:跟骨;箭头:腱周

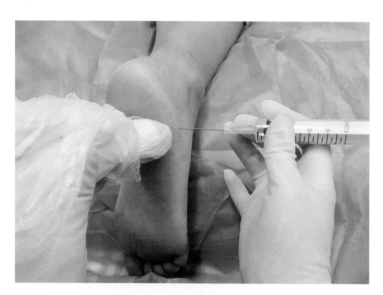

▲ 图 7-5-2 超声引导下足底筋膜炎介入治疗操作图(一)

短轴切面,平面内进针法

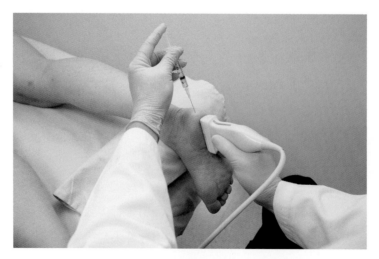

▲ 图 7-5-3 超声引导下足底筋膜炎介入治疗操作图(二)

长轴切面,平面内进针法

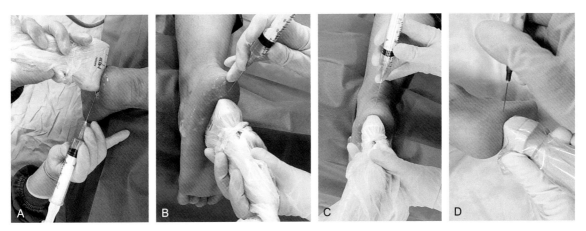

▲ 图 7-5-4 超声引导下足底筋膜炎介入治疗不同的引导穿刺方式

A.足底横断面进针法;B.足底纵断面进针法;C.足跟进针法;D.足侧缘进针法

4. 操作技巧

(1) 在足底筋膜病变区域与足跟脂肪垫之间的界面(即足底筋膜表面)注入少量类固醇混合液。

(2) 随后,将针尖刺入病变的足底筋膜内(常表现为增厚、回声减低或不均),进行反复针刺治疗(图 7-5-5)。

(3) 若足底筋膜病变区内伴有钙化灶,则应对钙化灶进行捣碎和冲洗治疗。

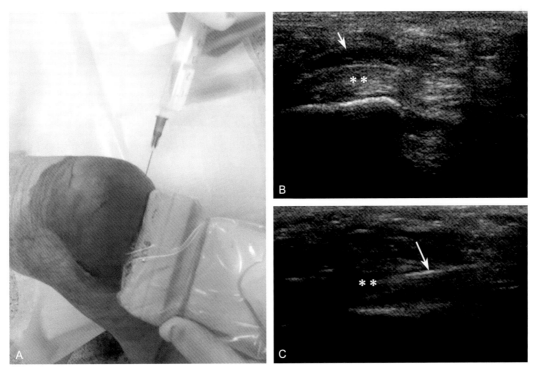

▲ 图 7-5-5 超声引导下足底筋膜炎介入治疗

A.超声引导足底筋膜炎介入治疗操作图;B.足底筋膜周围注射药物后;C.穿刺针进入增厚的足底筋膜进行反复针刺;短箭头:筋膜周围注射的药物;星号:增厚的足底筋膜;长箭头:穿刺针

5. 经验总结

（1）穿刺前，可先进行胫后神经阻滞，以减少穿刺过程中刺激足底神经引起的疼痛。

（2）避免将药物注入足跟脂肪垫内，导致脂肪垫萎缩。

（3）治疗后复查，足底筋膜病变处明显好转（图7-5-6），疼痛消失。

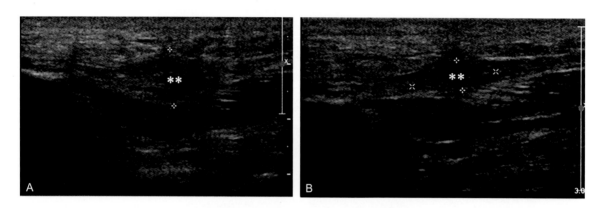

▲ 图7-5-6　足底筋膜炎治疗前后超声图

A. 增厚的足底筋膜；B. 治疗后明显好转；星号：增厚的足底筋膜；测量标记显示增厚的足底筋膜范围

第六节　莫顿神经瘤介入治疗

一、相关知识

　　莫顿神经瘤也称为跖部神经瘤或跖间神经瘤，是足底神经良性增生形成的瘤样病变，而非真正的肿瘤。莫顿神经瘤常见于第三和第四跖骨之间，常常受到影响的是第三与第四足趾间的神经（图7-6-1），发作时表现为足底尖锐、灼热样疼痛，足趾也可能会出现刺痛、灼热痛，或是麻木的感觉。

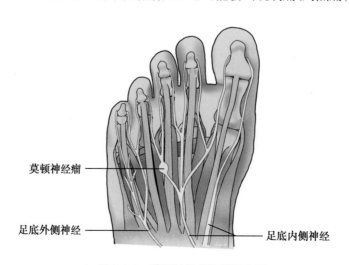

▲ 图7-6-1　莫顿神经瘤位置示意图

二、适应证

对于经换穿舒适的鞋子或使用足弓支架、脚部推拿、服用非甾体抗炎药和物理治疗等治疗无效的莫顿神经瘤患者,可行超声引导下莫顿神经瘤注射治疗。

三、要点

- 使用高频线阵探头。
- 穿刺针:23~25G。
- 药物:1ml 皮质类固醇注射液、局麻药和生理盐水的混合液。
- 由于足底部神经敏感,穿刺前应沿穿刺路径在皮下组织注入局麻药。

四、操作步骤

1. 患者体位 坐位或俯卧位,足跟立于检查床上,足跟下方垫物(图 7-6-2)。

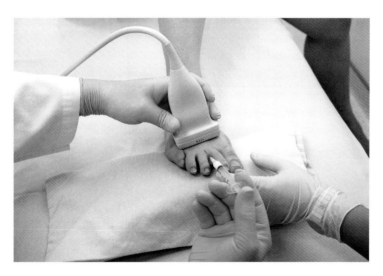

▲ 图 7-6-2 超声引导下莫顿神经瘤介入治疗操作图(一)

短轴切面(探头横向放置于足背),平面外进针法

2. 探头位置 探头横向放置于足背(图 7-6-2)或足底(图 7-6-3),在短轴切面上显示位于跖骨之间的低回声结节(即莫顿神经瘤)。

3. 进针方法 平面内进针法、平面外进针法可交替使用。在短轴切面显示跖骨间的低回声结节后(图 7-6-4),可从足底面、足背面或跖骨间隙进针,然后旋转探头 90° 显示长轴切面,继续进针直至针尖进入病灶内(图 7-6-5、图 7-6-6)。

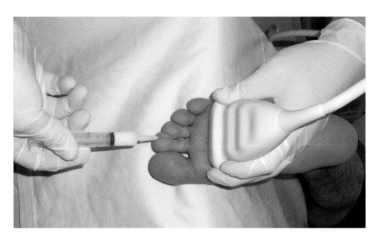

▲ 图 7-6-3　超声引导下莫顿神经瘤介入治疗操作图（二）

短轴切面（探头横向放置于足底），平面外进针法

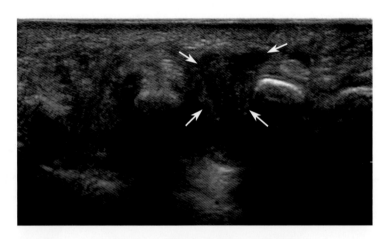

▲ 图 7-6-4　莫顿神经瘤（箭头）超声图

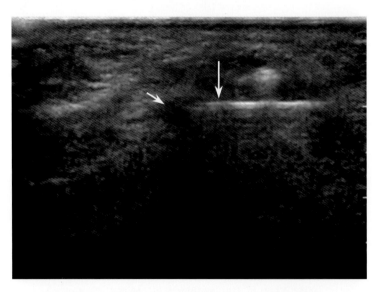

▲ 图 7-6-5　超声引导下莫顿神经瘤介入治疗超声图（一）

长轴切面，针尖进入病灶内（长箭头），短箭头：莫顿神经瘤

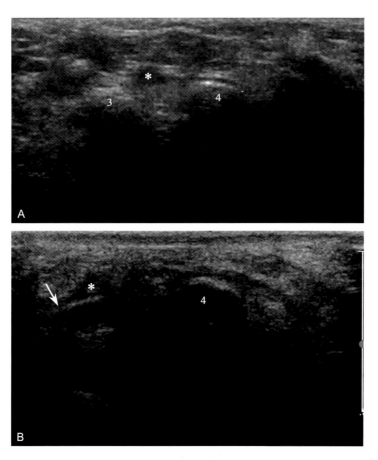

▲ 图 7-6-6 超声引导下莫顿神经瘤介入治疗超声图（二）

A. 第 3、4 足趾检查见一类圆形低回声结节；B. 超声引导下注射治疗；
星号：莫顿神经瘤；箭头：穿刺针；3、4：第 3、4 趾骨

4. 经验总结

（1）在进针过程中，可调整探头方向，交替使用平面外进针法和平面内进针法，直至针尖进入病灶内。

（2）当操作过程中无法清晰显示病灶时，可由助手协助将病灶从跖骨间隙中挤出，便于操作。

（3）治疗前，先对跖间神经行神经阻滞，再行注射治疗，可减轻术中疼痛。

第八章 其 他

第一节 颞颌关节介入治疗

一、相关知识

颞颌关节（图8-1-1）由下颌头与颞骨下颌窝和关节结节组成，左右合成一联合关节，包含关节囊、关节凹、关节盘、髁突和关节韧带等结构，主理张口闭口和咀嚼运动。囊内的关节盘呈卵圆形，由纤维软骨组成，以关节盘为界分上下两腔，上腔大而松软，允许髁突和关节盘做同步滑行运动。下腔窄小，只能允许髁突在关节盘下方做旋转运动，关节盘破裂后上下两腔可以互相交通。

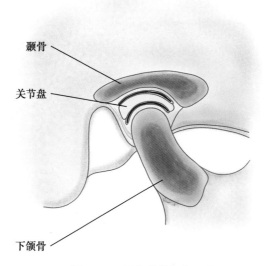

颞骨

关节盘

下颌骨

▲ 图8-1-1 颞颌关节解剖示意图

二、适应证

对于各种创伤、骨性关节炎、类风湿性关节炎等引起的颞颌关节炎或各种原因引起的颞颌关节功能紊乱所致的颞颌关节疼痛、酸胀、关节弹响、开口障碍等,可行超声引导下颞颌关节腔注射治疗。

三、要点

- 使用高频线阵探头。
- 穿刺针:25G。
- 注射药物:1~2ml 类固醇激素、局麻药和生理盐水的混合液。

四、操作步骤

1. **患者体位** 仰卧位,头偏向健侧(图 8-1-2)。

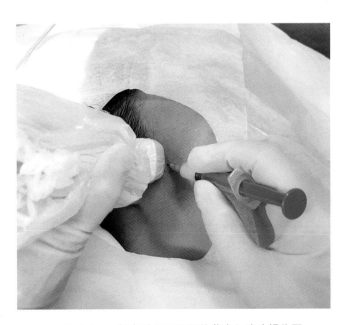

▲ 图 8-1-2 超声引导下颞颌关节介入治疗操作图

2. **探头位置** 探头放在耳前方(图 8-1-2),显示颞颌关节长轴切面(图 8-1-3)。

3. **进针方法** 平面内进针法(图 8-1-2),引导针尖进入颞颌关节腔(图 8-1-4A)。

4. **经验总结**

(1) 超声可显示颞颌关节腔扩张、关节囊增厚,经验不丰富者可双侧对比观察。

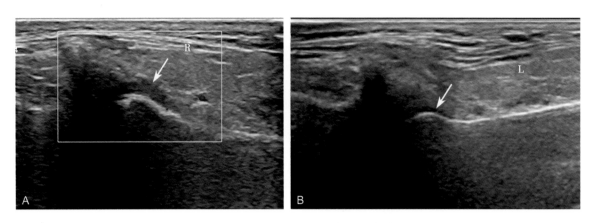

▲ 图 8-1-3　双侧颞颌关节长轴切面超声图

A. 患者右侧（R）颞颌关节腔黏液伴滑膜增生；B. 患者左侧（L）正常颞颌关节

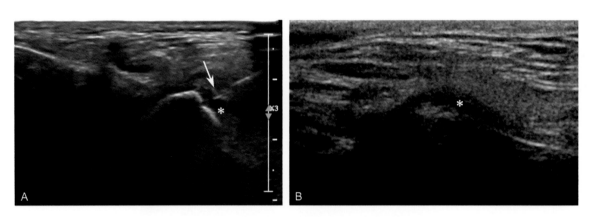

▲ 图 8-1-4　超声引导下颞颌关节介入治疗超声图

A. 超声引导下穿刺针（箭头）进入颞颌关节腔（星号）内；B. 介入治疗后，关节腔内药物弥散（星号）

（2）首选平面内进针法进行关节腔注射，当针尖进入关节间隙后可注入少量药物，若观察药物在关节腔内弥散（图 8-1-4B）则可继续推注；若感推注阻力非常大，则应适当调整针尖位置。

第二节　星状神经节阻滞

一、相关知识

星状神经节（图 8-2-1）又称颈胸交感神经节，由颈下交感神经节和第一胸交感神经节融合而成，支配头、颈及上肢交感神经，多位于 $C_7 \sim T_1$ 椎体横突水平，大小为 2.5cm × 1.0cm × 0.5cm，星状神经节位于椎前筋膜深方，其外侧为前斜角肌，内侧为颈长肌、食管、气管及走行于其中的喉返神经，后方为颈椎横突，下方为锁骨下动脉和胸膜顶。

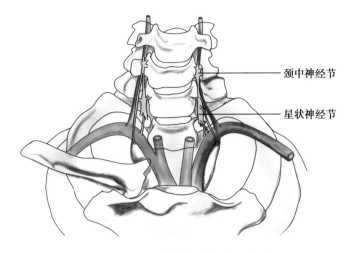

颈中神经节

星状神经节

▲ 图 8-2-1　星状神经节解剖示意图

二、适应证

适用于偏头痛、带状疱疹或带状疱疹后遗神经痛、雷诺病、Burger 病、糖尿病血管病变、动脉栓塞、肿瘤性疼痛(如乳腺癌切除后疼痛)等交感神经相关的疼痛性疾病。

三、要点

- 使用高频线阵探头。
- 穿刺针:22G。
- 注射药物:2.0% 利多卡因和 0.2% 罗哌卡因混合液 2~10ml。

四、操作步骤

1. **患者体位**　仰卧位,头稍偏向健侧(图 8-2-2)。

2. **探头位置**　探头横断面显示出 C_6 横突前结节或者 C_7 横突后,在该水平面的颈动脉鞘后方、颈长肌前方寻找星状神经节,呈长条状的低回声结节(图 8-2-3)。

3. **进针方法**　平面内进针法(图 8-2-4、图 8-2-5),针尖经甲状腺外侧缘进入颈长肌表面的椎前筋膜深方、星状神经节的周围。

4. **经验总结**

(1) 进针前一定要仔细观察穿刺路径,尤其是用彩色多普勒血流仔细观察有无粗大血管等,避免损伤颈动脉鞘、椎动脉、甲状腺下动脉、食管等结构。

(2) 穿刺针到达颈长肌表面筋膜、星状神经节的周围时,轻轻回抽后注入少量药液,当观察到筋膜间隙膨胀时可将剩余药液推注完,否则应调整针尖位置。

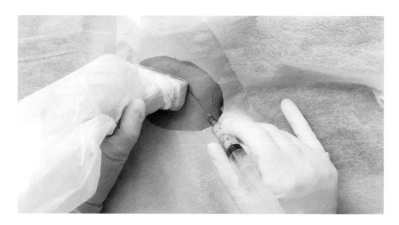

▲ 图 8-2-2　超声引导下星状神经节阻滞操作图

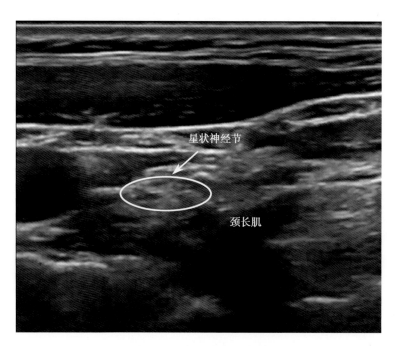

▲ 图 8-2-3　星状神经节超声图

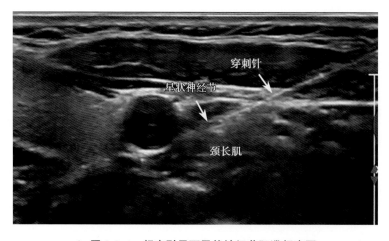

▲ 图 8-2-4　超声引导下星状神经节阻滞超声图

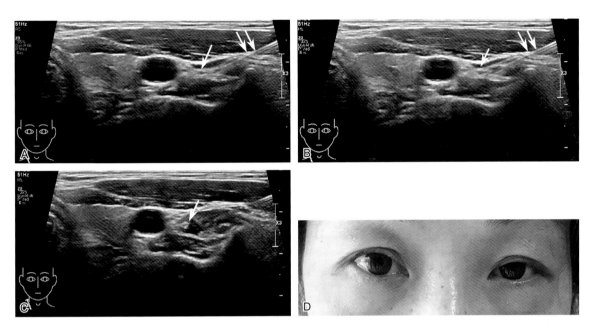

▲ 图 8-2-5　超声引导下星状神经节阻滞

A~C. 超声引导下星状神经阻滞；D. 阻滞后，左眼出现霍纳综合征，表现为瞳孔缩小，眼睑下垂，眼结膜充血等。单箭头：星状神经节；双箭头：穿刺针

（3）穿刺针退出后，按压穿刺部位防止血肿形成。

（4）星状神经节阻滞常使用由外向内入路。阻滞成功的标志为注射侧出现霍纳综合征，表现为瞳孔缩小、眼睑下垂、眼球下陷、鼻塞、眼结膜充血、面微红、无汗。此为可逆性神经调理，约半小时恢复正常。

第三节　股神经阻滞

一、相关知识

股神经（图 8-3-1）是腰丛最大的分支，由第 2~4 腰神经前支的后股组成，在腰大肌与髂肌之间下行。股神经紧邻股动脉外侧下行，位于髂肌的表面和髂筋膜下方，从腹股沟韧带下方伴随股动脉、股静脉下行。股神经肌支分布于耻骨肌、股四头肌和缝匠肌；关节支分布于髋、膝关节；皮支有股中间皮神经和股内侧皮神经；股神经的终支为隐神经，伴股动脉入收肌管。

二、适应证

适用于缓解急性下肢疼痛，包括股骨颈和股骨干骨折；股神经炎或局部神经卡压引起的持续

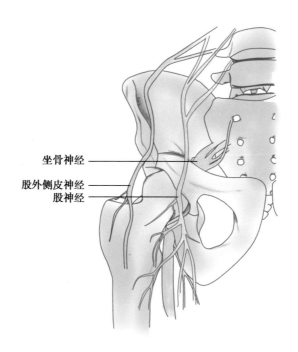

坐骨神经
股外侧皮神经
股神经

▲ 图 8-3-1 股神经解剖示意图

性下肢疼痛;股神经支配区域外科手术等。

三、要点

- 使用高频线阵探头。
- 穿刺针:22G。
- 注射药物:2.0% 利多卡因和 0.2% 罗哌卡因混合液 2~5ml,对于股神经卡压引起疼痛者可于局麻药内混入 1ml 肾上腺皮质激素。

四、操作步骤

1. **患者体位** 仰卧位。

2. **探头位置** 探头放于腹股沟韧带,连续扫查显示出髂肌、股动脉和股静脉,以及位于股动脉外侧、髂肌表面的股神经(图 8-3-2)。

3. **进针方法** 平面内进针法,超声实时引导针尖到达股神经表面后,药物注射在其周围(图 8-3-3)。

4. **经验总结**

(1) 当针尖到达目标部位后回抽注射器,回抽无血时在实时超声监测下注射少量药液,若观察到药液在神经周围弥散,可将剩余药物推注完。

(2) 注意不要在神经鞘内注射,否则会导致股神经损伤。

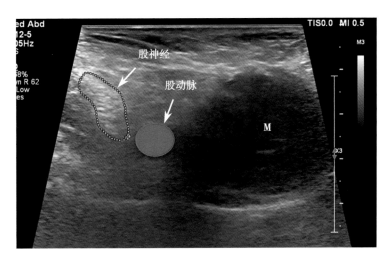

▲ 图 8-3-2 股神经超声图

M：肿瘤

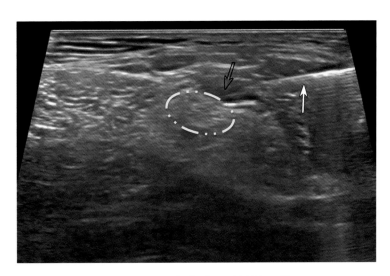

▲ 图 8-3-3 超声引导下股神经阻滞

虚线：股神经；实心箭头示穿刺针；空心箭头示麻醉药弥散

第四节 腹腔神经丛阻滞或毁损

一、相关知识

腹腔神经丛（图 8-4-1）由腹腔神经节、终止于该节的内脏大神经、内脏小神经和内脏最小神经及神经节发出的节后纤维组成。腹腔神经丛位于腹主动脉上段和第 12 胸椎、第 1 腰椎体的前方及两侧，围绕腹腔干和肠系膜上动脉的根部。腹腔神经丛与周围结构的关系如下：主动脉位于椎体前缘稍偏左，下腔静脉位于主动脉右侧，胰腺位于腹腔神经丛前方，采用超声引导下前路腹腔神经丛阻滞时，穿刺针可能会穿过肝脏、胃、肠、血管和胰腺。

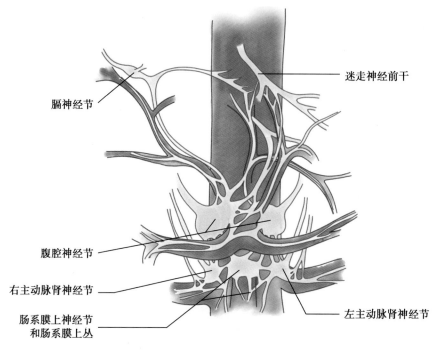

膈神经节

迷走神经前干

腹腔神经节

右主动脉肾神经节

肠系膜上神经节
和肠系膜上丛

左主动脉肾神经节

▲ 图 8-4-1　腹腔神经丛解剖示意图

二、适应证

对于各种腹腔恶性肿瘤引起的癌性疼痛,尤其是胰腺癌,腹腔神经丛毁损可极大地缓解疼痛,减少或无需使用额外镇痛药,并改善胰腺癌和其他腹腔内恶性肿瘤患者的生活质量。

三、要点

- 使用中低频凸阵探头。
- 穿刺针:22G。
- 注射药物:腹腔神经丛阻滞使用 5~10ml 局麻药;腹腔神经丛毁损治疗时使用相同剂量的水溶性苯酚或无水乙醇。

四、操作步骤

1. **患者体位**　仰卧位。

2. **探头位置**　探头横放于剑突下,向下连续扫查,显示出腹主动脉、腹腔干及位于腹腔干头侧的腹腔神经丛(图 8-4-2)。

3. **进针方法**　平面内进针法(图 8-4-3~ 图 8-4-5),针尖由外向内进针,超声实时监测下逐渐

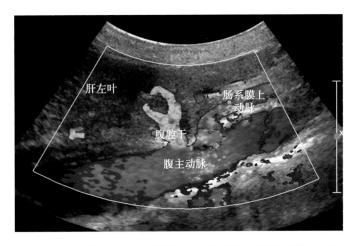

▲ 图 8-4-2 彩色多普勒显示腹主动脉、腹腔干及肠系膜上动脉

肝左叶

肠系膜上
动脉

腹腔干

腹主动脉

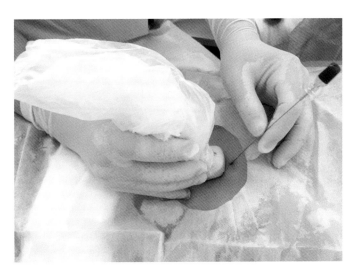

▲ 图 8-4-3 超声引导下腹腔神经丛毁损操作图

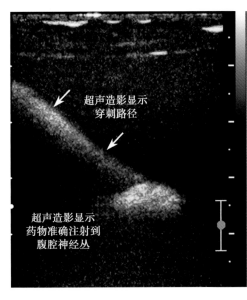

超声造影显示
穿刺路径

超声造影显示
药物准确注射到
腹腔神经丛

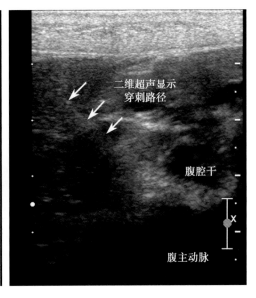

二维超声显示
穿刺路径

腹腔干

腹主动脉

▲ 图 8-4-4 超声造影引导下腹腔神经丛毁损超声图（一）

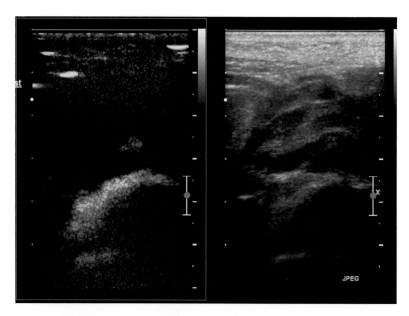

▲ 图 8-4-5　超声造影显示毁损剂在腹腔神经丛弥散范围

调整进针方向,直至针尖到达腹腔干周围及腹主动脉前方侧。

4. 经验总结

(1) 腹腔神经丛阻滞时,当针尖到达目标部位后回抽,回抽无血并确认针尖位置后,实时超声引导下注入局麻药 10~15ml。

(2) 腹腔神经丛阻滞或毁损时,确认针尖位置在靶目标处,回抽无血,实时超声引导下注入局麻药 2~3ml,然后缓慢注射无水乙醇 7~15ml。无水乙醇内混入 0.5~1.0ml 造影剂,可以更加清晰显示穿刺针位置,而且可以观察药物弥散范围(图 8-4-6)。

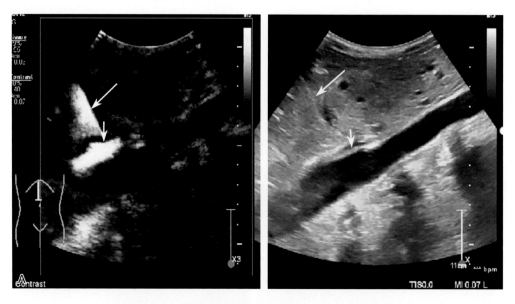

▲ 图 8-4-6　超声造影引导下腹腔神经丛毁损超声图(二)

A. 超声引导下穿刺针将药物及造影剂注入腹腔神经丛

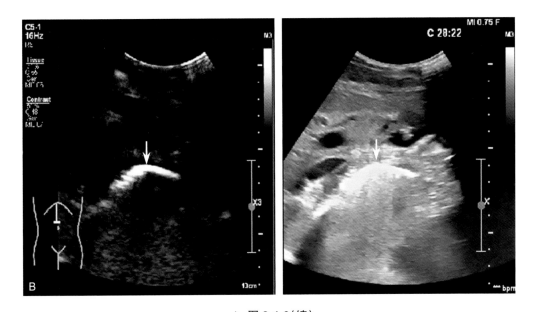

▲ 图 8-4-6(续)

B. 短轴切面观察药物的弥散;长箭头:穿刺针;短箭头:注射的药物

（3）术中及术后使用心电监护,密切观察患者血压。腹腔神经丛阻滞或毁损术后,可能发生体位性低血压、腹泻、呕吐、呃逆等并发症。

（4）术前、术中及术后均应行疼痛评估。

参 考 文 献

1. Daniels EW, Cole D, Jacobs B, et al. Existing Evidence on Ultrasound-Guided Injections in Sports Medicine [J]. Orthop J Sports Med, 2018, 6(2): 2325967118756576.

2. Cheng X, Lu M, Yang X, et al. The effect of percutaneous ultrasound-guided subacromial bursography using microbubbles in the assessment of subacromial impingement syndrome: initial experience [J]. Eur Radiol, 2015, 25(8): 2412-2418.

3. 蒋京真, 卢漫, 成雪晴. 超声引导下莫顿神经瘤注射治疗的临床研究 [J]. 中国超声医学杂志, 2018, 34(5): 453-456.

4. 成雪晴, 卢漫, 张振奇, 等. 超声引导下肩关节腔注射联合扩张治疗冻结肩 [J]. 中华超声影像学杂志, 2017, 26(10): 895-898.

5. 成雪晴, 卢漫, 贺凡丁, 等. 超声引导下复方倍他米松联合玻璃酸钠注射治疗肩峰下滑囊炎的临床研究 [J]. 中华医学超声杂志(电子版), 2015(6): 488-492.

6. 贺凡丁, 卢漫, 成雪晴, 等. 超声引导下介入治疗跖筋膜炎的临床价值 [J]. 中华医学超声杂志(电子版), 2015(1): 40-43.

7. Lee RKL, Griffith JF. Top-Ten Tips for Ultrasound-Guided Joint Injection [J]. Semin Musculoskelet Radiol, 2019, 23(4): 419-428.

8. Messina C, Banfi G, Orlandi D, et al. Ultrasound-guided interventional procedures around the shoulder [J]. Br J Radiol, 2016, 89(1057): 20150372.

9. Shergill R, Choudur HN. Ultrasound-Guided Interventions in Lateral Epicondylitis [J]. J Clin Rheumatol, 2019, 25(3): e27-e34.

10. Smith J, Finnoff JT. Diagnostic and interventional musculoskeletal ultrasound: part 1. Fundamentals [J]. PM R, 2009, 1(1): 64-75.

11. Klontzas ME, Koltsakis E, Kakkos GA, Karantanas AH. Ultrasound-guided treatment of Morton's neuroma [J]. J Ultrason, 2021, 21(85): e134-e138.

12. Burke CJ, Adler RS. Ultrasound-Guided Percutaneous Tendon Treatments [J]. AJR Am J Roentgenol, 2016, 207(3): 495-506.

13. Pourcho AM, Colio SW, Hall MM. Ultrasound-Guided Interventional Procedures About the Shoulder: Anatomy, Indications, and Techniques [J]. Phys Med Rehabil Clin N Am, 2016, 27(3): 555-572.

14. Cheng X, Zhang Z, Xuanyan G, et al. Adhesive Capsulitis of the Shoulder: Evaluation With US-Arthrography Using a Sonographic Contrast Agent [J]. Sci Rep, 2017, 7(1): 5551.

15. Redler LH, Dennis ER. Treatment of Adhesive Capsulitis of the Shoulder [J]. J Am Acad Orthop Surg, 2019, 27(12): e544-e554.

16. Sconfienza LM, Adriaensen M, Albano D, et al. Clinical indications for image-guided interventional procedures in the musculoskeletal system: a Delphi-based consensus paper from the European Society of Musculoskeletal Radiology (ESSR)-Part Ⅱ, elbow and wrist [J]. Eur Radiol, 2020, 30(4): 2220-2230.

17. Shergill R, Choudur HN. Ultrasound-Guided Interventions in Lateral Epicondylitis [J]. J Clin Rheumatol, 2019, 25(3): e27-e34.

18. Sussman WI, Williams CJ, Mautner K. Ultrasound-Guided Elbow Procedures [J]. Phys Med Rehabil Clin N Am, 2016, 27(3): 573-587.

19. Orlandi D, Corazza A, Silvestri E, et al. Ultrasound-guided procedures around the wrist and hand: how to do [J]. Eur J Radiol, 2014, 83(7): 1231-1238.

20. 郭璇妍, 卢漫, 贺凡丁, 等. 超声引导下关节腔注射联合关节囊扩张治疗冻结肩[J]. 中国医学影像技术, 2018, 34(7): 1081-1084.

21. Colio SW, Smith J, Pourcho AM. Ultrasound-Guided Interventional Procedures of the Wrist and Hand: Anatomy, Indications, and Techniques [J]. Phys Med Rehabil Clin N Am, 2016, 27(3): 589-605.

22. Di Sante L, Martino M, Manganiello I, Tognolo L, Santilli V. Ultrasound-guided corticosteroid injection for the treatment of de Quervain's tenosynovitis [J]. Am J Phys Med Rehabil, 2013, 92(7): 637-638.

23. Wu YY, Chen K, He FD, Quan JR, Guo XY. Ultrasound-guided needle release of A1 pulley combined with corticosteroid injection is more effective than ultrasound-guided needle release alone in the treatment of trigger finger [J]. BMC Surg, 2022, 22(1): 221.

24. Peng PW. Ultrasound-guided interventional procedures in pain medicine: a review of anatomy, sonoanatomy, and procedures. Part Ⅳ: hip [J]. Reg Anesth Pain Med, 2013, 38(4): 264-273.

25. Chen CP, Lew HL, Tsai WC, Hung YT, Hsu CC. Ultrasound-guided injection techniques for the low back and hip joint [J]. Am J Phys Med Rehabil, 2011, 90(10): 860-867.

26. Lueders DR, Smith J, Sellon JL. Ultrasound-Guided Knee Procedures [J]. Phys Med Rehabil Clin N Am, 2016, 27(3): 631-648.

27. Smith MK, Lesniak B, Baraga MG, Kaplan L, Jose J. Treatment of Popliteal (Baker) Cysts With Ultrasound-Guided Aspiration, Fenestration, and Injection: Long-term Follow-up [J]. Sports Health, 2015, 7(5): 409-414.

28. Drakonaki EE, Allen GM, Watura R. Ultrasound-guided intervention in the ankle and foot [J]. Br J Radiol, 2016, 89(1057): 20150577.

29. Gadsden JC. The role of peripheral nerve stimulation in the era of ultrasound-guided regional anaesthesia [J]. Anaesthesia, 2021, 76 Suppl 1: 65-73.

30. 储靖, 李宏, 周文昱, 等. 超声引导下闭孔神经阻滞的临床应用进展[J]. 临床麻醉学杂志, 2019, 35(04): 410-411.

31. 蔡昌平, 谢兴国, 赵琼惠, 等. 腹腔神经丛的应用解剖[J]. 川北医学院学报, 2003(01): 5-7.

32. 陈敏华, 郝纯毅, 张晖, 等. 超声引导腹腔神经丛阻滞对上腹部恶性肿瘤的止痛效果[J]. 中华医学杂志, 2001(07): 37-40.

33. 郝云霞, 崔立刚. 超声引导下星状神经节阻滞技术的临床应用[J]. 中国医学影像学杂志, 2018, 26(04): 308-311.

登录中华临床影像库步骤

▌公众号登录 >>

扫描二维码
关注"临床影像库"公众号

点击"影像库"菜单
进入中华临床影像库首页

临床影像库
中华临床影像库内容涵盖国内近百家大型三甲医院临床影像诊断中所能见... ∨

7位朋友关注

关注公众号

影像库

▌网站登录 >>

输入网址 medbooks.ipmph.com/yx
进入中华临床影像库首页

集159家顶级三甲医院全部病种资源
聚372位权威影像专家实战精彩解读

进入中华临床影像库首页

注册或登录

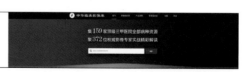

PC端点击首页"兑换"按钮
移动端在首页菜单中选择"兑换"按钮

集159家顶级三甲医院全部病种资源
聚372位权威影像专家实战精彩解读

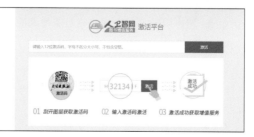

输入兑换码,点击"激活"按钮
开通中华临床影像库的使用权限

人卫智网 激活平台

请输入12位激活码,字母不分大小写,不包含空格。 激活

01 刮开图层获取激活码   02 输入激活码激活   03 激活成功获取增值服务